AF314752

ÉTUDE CRITIQUE

SUR LE

TRAITEMENT DES ABCÈS PAR CONGESTION

DU TRAITEMENT DE CES ABCÈS

PAR LA

MÉTHODE ANTISEPTIQUE DE LISTER

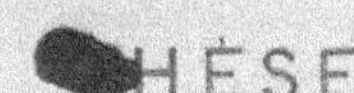

THÈSE

PRÉSENTÉE

A LA FACULTÉ DE MÉDECINE ET DE PHARMACIE DE LYON

Et soutenue publiquement le 29 décembre 1880

POUR OBTENIR LE GRADE DE DOCTEUR EN MÉDECINE

PAR

CLAUDE BROTTET

Né à Saint-Haon-le-Châtel (Loire) 1853

ANCIEN INTERNE DES HÔPITAUX DE LYON
(LAURÉAT DE L'ÉCOLE DE MÉDECINE) (1876) PRIX ECHAU, MÉDAILLE DE VERMEIL

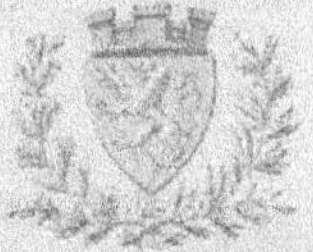

LYON

PITRAT AÎNÉ, IMPRIMEUR DE LA FACULTÉ DE MÉDECINE
RUE GENTIL, 4

—

Décembre 1880

PERSONNEL DE LA FACULTÉ

MM. LORTET . . . . Doyen

CHAUVEAU . . . . } Assesseurs

OLLIER . . . . }

PROFESSEURS ET CHARGÉS DE COURS

Anatomie	MM. PAULET.
Physiologie	PICARD.
Anatomie générale et histologie	RENAUT.
Anatomie pathologique	PIERRET.
Médecine expérimentale et comparée	CHAUVEAU.
Chimie minérale	GLÉNARD.
Chimie organique et toxicologie	CAZENEUVE, chargé de cours.
Physique médicale	MONOYER.
Zoologie et anatomie comparée	LORTET.
Pharmacie	CROLAS.
Pathologie interne	BONDET.
Pathologie externe	BERNE. LETIÉVANT, Profes. adjoint.
Pathologie et Thérapeutique générale	MAYET.
Hygiène	ROLLET.
Thérapeutique	SOULIER.
Matière médicale et Botanique	CAUVET.
Médecine légale	LACASSAGNE.
Médecine opératoire	TRIPIER (Léon).
Cliniques médicales	TEISSIER. LÉPINE. RAMBAUD, Professeur adjoint.
Cliniques chirurgicales	DESGRANGES. OLLIER.
Clinique obstétricale et Accouchements	BOUCHACOURT. DELORE, Professeur adjoint.
Clinique ophthalmologique	GAYET.
Clinique des maladies cutanées et syphilitiques	GAILLETON.
Clinique des maladies mentales	ARTHAUD.

COURS CLINIQUES COMPLÉMENTAIRES

Clinique des maladies des Femmes	MM. LAROYENNE,	Chargé du cours.
Clinique des maladies des Enfants	PERROUD . . .	Chargé du cours.

COURS ANNEXES

Pathologie interne	MM. TRIPIER (R.) . .	Chargé du cours.
Clinique des maladies chirurgicales des Enfants . .	FOCHIER . . .	Chargé du cours.
Clinique des maladies cutanées et syphilitiques . .	DRON . . .	Chargé du cours.

AGRÉGÉS   CHARGÉS DES FONCTIONS D'AGRÉGÉ

AGRÉGÉS			CHARGÉS DES FONCTIONS D'AGRÉGÉ	
MM. ARLOING.	MM. LAURE	MM. TEISSIER.	MM. BERGEON.	MM. MARDUEL.
BOUVERET.	LEVRAT.	VINAY	CHARPY.	MOLLIÈRE.
CHAPUIS.	PERRET.	VINCENT.	COLRAT.	R. TRIPIER.
DUCHAMP.	PONCET.		DRON.	CHANDELUX.

M. ÉTIEVANT, Secrétaire, Agent comptable.

EXAMINATEURS DE LA THÈSE

M. BERNE, *Président ;* M. OLLIER, *Professeur ;* MM. PONCET, BOUVERET, *Agrégés*

A MON PÈRE ET A MA MÈRE

A MA FAMILLE

A MES AMIS DE L'INTERNAT

A MON PRÉSIDENT DE THÈSE

M. BERNE

PROFESSEUR A LA FACULTÉ DE MÉDECINE ET CHIRURGIEN EN CHEF
DE LA CHARITÉ

A M. LÉTIÉVANT

CHIRURGIEN EN CHEF DE L'HOTEL-DIEU

A M. PONCET

CHIRURGIEN EN CHEF DÉSIGNÉ DE L'HOTEL-DIEU
DE LYON

A MES MAITRES DANS LES HOPITAUX
DE LYON

MM. DELORE, LÉTIÉVANT, CHAPPET
MAYET, OLLIER, D. MOLLIÈRE, P. MEYNET
DRON, GAYET

A M. LE D' MAGNIEN

CHIRURGIEN DE L'HOTEL-DIEU DE SAINT-ÉTIENNE

ÉTUDE CRITIQUE

SUR LE

TRAITEMENT DES ABCÈS PAR CONGESTION

DU TRAITEMENT DE CES ABCÈS

PAR LA

MÉTHODE ANTISEPTIQUE DE LISTER

INTRODUCTION

Si nous parcourons les nombreux auteurs qui se sont occupés de ce sujet, nous trouvons une opinion à peu près unanime : il ne faut pas toucher aux abcès par congestion. — Cependant de nombreux essais ont été tentés, et, parmi ceux qui sont entrés dans le domaine de la chirurgie journalière, la ponction capillaire, l'incision oblique sous-cutanée tiennent le premier rang ; si quelques chirurgiens ont eu l'audace d'ouvrir largement ces abcès, les rares succès que cette pratique a pu leur procurer ont été amplement compensés par de nombreux déboires, et nous en serions encore aujourd'hui réduits aux vieilles méthodes, si le pansement antiseptique n'était venu à notre secours, et ne nous eût permis de réaliser des opérations jusqu'alors réputées dangereuses, sinon impossibles.

C'est qu'en effet, à l'aide du pansement de Lister et des manœuvres antiseptiques que ce professeur a introduites depuis quelques années dans la pratique chirurgicale, nous pouvons nier d'une manière presque absolue l'infection purulente, la pyohémie et la pourriture d'hôpital, qui étaient la conséquence, hélas trop fréquente, des grandes opérations.

A l'Hôtel-Dieu de Lyon, nous avons vu ouvrir impunément des articulations, soit pour extraire des corps étrangers, soit pour pratiquer l'abrasion de leurs surfaces, obtenir des réunions immédiates après des amputations de cuisse, ou de sein. En dernier lieu, l'ouverture des redoutables abcès par congestion, et nous voulons surtout entendre par là ceux du mal de Pott, a pu être faite un certain nombre de fois et suivie de guérison.

Il nous a paru utile de publier ces résultats, et c'est avec le concours bienveillant de M. le professeur Létiévant que nous avons entrepris cette étude ; qu'il reçoive ici nos remerciements.

Nous devons aussi un large tribut de reconnaissance à M. Poncet, chirurgien en chef désigné de l'Hôtel-Dieu, pour les excellents conseils qu'il nous a donnés pour quelques parties de ce travail.

Nous n'oublierons pas non plus nos collègues et amis d'internat, MM. Montaz, Coulomb, Petit, Edouard, Lemoine et le docteur de Laprade, qui ont bien voulu nous communiquer plusieurs observations recueillies dans leurs services.

DIVISION DU SUJET

Nous rappellerons brièvement quelques détails anatomo-pathologiques indispensables pour suivre la marche et la terminaison habituelle des abcès par congestion.

Un second chapitre sera consacré à l'exposé des divers moyens chirurgicaux employés pour traiter ces abcès avant l'intervention de la méthode antiseptique.

Un chapitre spécial renfermera des considérations sur le traitement de Lister et son application à l'ouverture des abcès.

Enfin nous terminerons par des observations cliniques et l'appréciation de la méthode.

CHAPITRE PREMIER

ANATOMIE PATHOLOGIQUE. — MARCHE. — TERMINAISON.

Sans nous étendre sur la description des abcès par congestion, nous rappellerons que les chirurgiens sont loin d'être d'accord sur leur définition. Pour les auteurs du siècle dernier, c'étaient des collections purulentes qui, ayant pour point de départ une maladie osseuse, venaient se montrer dans un point plus ou moins éloigné de leur origine. Puis on ne comprit sous ce nom que les abcès qui dérivaient d'une carie de la colonne vertébrale, ou d'une grande articulation, comme la hanche. Gerdy, avec beaucoup de raison, les a divisés en *migrateurs* ou *sessiles* selon le point qu'ils occupent par rapport à la lésion qui leur a donné naissance. Pour nous, nous donnerons le nom d'abcès ostéopathiques à tous ceux qui dérivent d'une carie osseuse, réservant spécialement celui d'abcès par congestion, ou migrateurs, aux plus importants d'entre eux au point de vue thérapeutique, aux abcès qui dépendent d'une lésion des vertèbres, et, le plus souvent, apparaissent au pli de l'aine ou dans les fosses iliaques.

Quelles sont donc les raisons pour lesquelles la plupart des chirurgiens redoutent l'ouverture de ces abcès?

Pour essayer de répondre à cette question, il nous faut étudier avec soin leur constitution anatomo-pathologique, examiner, en un mot, leurs parois et leur contenu.

Nulle part les abcès par congestion ne se présentent avec des caractères plus nets et plus tranchés que dans le mal de Pott. Les produits morbides sécrétés par la lésion vertébrale s'accumulent d'abord dans le voisinage de leur point d'origine, où ils forment, par le refoulement graduel des parties molles adjacentes, un foyer exactement circonscrit; ce foyer grandit chaque jour; obéissant aux lois de la pesanteur, il décolle peu à peu (si nous prenons pour exemple un abcès provenant de la colonne lombaire) les espaces celluleux voisins, suit la gaine du muscle psoas, gagne la fosse iliaque, et ne tarde pas à arriver au pli de l'aine. S'engageant alors sous le ligament de Poupart, il vient faire saillie dans le triangle de Scarpa, en dedans des vaisseaux fémoraux. Ainsi se trouve établi un foyer considérable, étendu de la région lombaire à la cuisse, siège de l'abcès. C'est le trajet le plus ordinaire; mais le pus peut également s'infiltrer dans le petit bassin, apparaître à la face postéro-externe de la cuisse, près des trochanters et de l'articulation coxo-fémorale. La marche du pus obéit d'une part à l'action de la pesanteur, de l'autre à l'action musculaire des organes voisins et à la disposition anatomique des régions qu'il traverse.

Au début, le foyer purulent est limité par le tissu cellulaire ambiant refoulé; plus tard la cavité s'agrandit, et l'abcès se présente sous la forme d'une poche, globuleuse d'abord, puis allongée et pédiculée.

Ses parois sont constituées par du tissu cellulaire feutré, doublé par les muscles et les aponévroses refoulés; à l'intérieur se trouve une substance molle, pulpeuse, peu vasculaire. La vascularité augmente, l'organisation des parois est plus complète quand le foyer de l'abcès a été mis en communication avec l'air extérieur. La matière qui remplit la poche est tantôt du pus séreux, tantôt du pus dans lequel nagent des grumeaux fibrineux, de la matière tuberculeuse concrète ou réduite en bouillie (Nélaton), des séquestres ou de la poussière osseuse.

La gravité que présentent les abcès par congestion devait, dit Nélaton, nécessairement engager les chirurgiens à chercher un moyen qui permît d'en conjurer les dangers. Avant d'exposer les nombreux moyens de traitement de ces abcès, nous devons examiner ce qui se passe dans le foyer purulent et au niveau de la lésion qui en est l'origine, selon qu'on abandonne la lésion à elle-même ou que le chirurgien intervient pour donner issue à la suppuration.

D'abord, sauf les cas rares où l'on a vu l'abcès se résorber, comme d'ailleurs nous en relatons plus loin quelques exemples, le pus, constamment sécrété, tend à repousser les organes qui s'opposent à son développement; il refoule les intestins, amène des troubles des fonctions, tels que la rétention d'urine; on a observé aussi des compressions du nerf crural à sa sortie du bassin, donnant lieu à des névralgies intenses, à de l'engourdissement du membre et à de l'œdème.

Avant d'amincir et de perforer la peau, le pus fuse le

long des aponévroses de la cuisse, décolle les muscles, provoque ainsi des désordres d'autant plus graves qu'i est sécrété en plus grande quantité et qu'il y séjourne plus longtemps. — La poche, extrêmement distendue, exerce une pression notable sur le point osseux malade.

— *Le pus engendre le pus*. — On peut dire avec Hunter que le pus qui reste stagnant, à mesure qu'il est sécrété, imprime aux parties une disposition telle qu'il les rend aptes à produire du pus. Il est incontestable que la présence d'un foyer purulent dans l'économie est une circonstance qui prédispose à la production de collections semblables dans d'autres points de l'organisme. Comment cela se fait-il? Est-ce par suite de la débilitation qui résulte d'un travail de suppuration? Est-ce parce que l'aptitude à sécréter du pus s'accroît par l'exercice même de cette aptitude? La solution de ces questions est encore à donner, et nous ne croyons pas devoir en entreprendre la recherche (CHASSAIGNAC, *De la Suppuration*).

Il n'est pas rare de voir les abcès par congestion, après avoir acquis des proportions considérables, rester stationnaires pendant des mois et des années. Il semble que leur foyer, réceptacle passif, doit rester indifférent à l'accumulation du pus.

Cependant, au bout d'un certain temps, et surtout lorsqu'il s'est approché des téguments, le kyste purulent devient le siège d'une certaine activité; la peau qui le recouvre se tend, rougit, s'amincit, se perfore et laisse échapper, par l'ouverture qui s'agrandit tous les jours un peu et demeure fistuleuse, une grande quantité de pus dans lequel on trouve nombre de débris osseux.

C'est la terminaison la plus habituelle des abcès par congestion, et, si cette ouverture se fait quelquefois sans danger, il n'est pas rare non plus de voir survenir ces accidents redoutables qui ne tardent pas à emporter le malade. Introduction de l'air, inflammation de la poche, septicémie : tel est le mécanisme ordinaire des accidents mortels.

Quand un abcès par congestion s'est ouvert spontanément, ou qu'il a été vidé par la main du chirurgien, il se produit à la surface de sa paroi interne une foule d'hémorragies capillaires *ex vacuo* semblables à celles que l'on observe après la paracentèse de la poitrine, au moment où le poumon tend à reprendre la place qu'occupait le liquide évacué; il s'écoule alors avec le pus une petite quantité de sérosité sanguinolente.

Tous ces petits vaisseaux ouverts dans la cavité de l'abcès deviennent autant de bouches d'absorption pour le pus qui les baigne incessamment : de là, résorption purulente; ajoutons à cela l'introduction de l'air dans la poche et l'irritation des parois qui en est la conséquence, dans les deux cas, il survient de la fièvre hectique, et le patient ne tarde pas à succomber. « La fièvre, dit Bérard, est un des effets les plus constants de l'infection putride ; mais elle ne se caractérise pas par des frissons violents et répétés, comme dans l'infection purulente; et quand la maladie se prolonge, elle prend la marche de la fièvre hectique. On peut surtout l'étudier chez les individus atteints d'abcès par congestion ; *ils sont sans mouvement fébrile tant que le pus n'a pas pris de mauvaises qualités.* Si après la ponction, l'ouverture demeurée fistuleuse donne issue à du pus fétide, on voit en même temps s'allumer la fièvre. La rapidité et l'intensité des accidents varient suivant que la suppuration est plus ou moins abondante et son produit plus ou moins altéré. Du reste, ces accidents ne tiennent pas uniquement à la résorption putride; l'abondance de la suppuration est par elle-même une cause de dépérissement dont on ne doit pas négliger de tenir compte. »

Il fallait donc à tout prix éviter ou prévenir ces fâcheuses complications, et c'est pour cela qu'un grand nombre de méthodes ont été tour à tour mises en avant, puis abandonnées, méthodes que l'on peut ramener à deux principales :

1° Abandonner l'abcès aux efforts de la nature.

2° Intervenir en pratiquant l'ouverture.

Nous examinons dans le chapitre suivant la valeur de ces deux méthodes.

CHAPITRE II

RÉSORPTION. — OUVERTURE SPONTANÉE

Les partisans de la première opinion, et ils sont nombreux, se rattachent à l'idée que l'abcès peut se résorber, la lésion osseuse guérir et le malade recouvrer enfin la santé. Chez les enfants cette terminaison est assez fréquente : dans presque toutes les observations que nous avons trouvées dans les différents auteurs, il s'agissait d'enfants au-dessous de douze ans. C'est l'opinion du professeur Ollier, qu'il a rapportée dans le *Dictionnaire des Sciences médicales*, article Carie. Après avoir cité deux cas d'abcès par congestion chez des enfants, terminés par résorption, il ajoute : « Mais ce qu'on observe chez l'enfant ou l'adolescent, ne nous paraît pas pouvoir arriver chez l'adulte ; la suppuration est pour ainsi dire fatale, elle arrive plus ou moins tard et ne peut être évitée. La résorption se fait difficilement chez l'adulte, et à plus forte raison, chez l'homme qui a dépassé la moitié de la vie. »

Bouvier est un des premiers qui aient insisté sur la fréquence de cette terminaison heureuse chez les enfants :

« Abandonnés à eux-mêmes, les abcès par congestion

se terminent quelquefois d'une manière heureuse ; ils peuvent guérir sans s'ouvrir. »

Dans la première période des abcès migrateurs, la guérison spontanée est probablement plus fréquente qu'on ne le croit généralement. C'est un fait capital d'où découle clairement cette indication thérapeutique, qu'il faut toujours tenter la résorption du pus.

La résorption spontanée peut cependant se faire chez des adultes, et à cette occasion nous rappellerons brièvement un cas recueilli dans la clinique chirurgicale de sir James Paget.

Mal de Pott lombaire : abcès par congestion. Guérison spontanée. Une dame de trente ans avait une saillie angulaire bien marquée des deux dernières vertèbres lombaires, et un abcès du psoas qui s'étendait en bas à la partie externe de la cuisse, et dont le contenu pouvait être évalué à deux pintes de pus. Sir Paget conseilla de garder le repos parfait et constant au lit, de se bien nourrir et de se maintenir autant que possible dans une bonne santé générale.

Au bout de deux ans, pendant lesquels ce traitement fut ponctuellement suivi, l'abcès, qui avait lentement diminué, avait disparu, on ne sentait rien que ce qui pouvait passer pour la coque rétractée et indurée de l'abcès, et la malade autrefois très amaigrie, était devenue grasse et robuste.

Dupuytren rapporte dans ses leçons de Clinique chirurgicale un fait intéressant. C'est l'histoire d'un jeune homme mort de pneumonie plusieurs années après avoir été soigné d'une affection du rachis avec abcès par congestion. On trouva à l'examen cadavérique la lésion vertébrale guérie, l'abcès réduit et même complétement effacé dans quelques points, contenant, au lieu de pus, une matière grasse et consistante.

Un cas remarquable de résorption spontanée a été observé en 1876-1877 (1). Ce malade a été choisi comme sujet de clinique par les jurés du concours pour une place de chirurgien des hôpitaux de Saint-Étienne. Le diagnostic porté était : abcès double par congestion, occupant la fosse iliaque, le pli de l'aine et la région postéro-supérieure de la cuisse de chaque côté. Mal de Pott dorso-lombaire avec incurvation.

L'affection remontait à huit mois. Après le concours, le malade est resté douze mois immobilisé dans une gouttière Bonnet. Régime tonique, vin de Bordeaux, antiscrofuleux, iode, huile de foie de morue. Au bout de ce temps, les deux abcès étaient résorbés et il était difficile d'en trouver des traces. Le malade a pu se lever et marcher sans douleur.

Ce sont là des exemples qui ne permettent pas de nier la possibilité de la résorption des abcès; personne aujourd'hui ne se refuse à l'admettre, mais ce phénomène est considéré à juste titre comme exceptionnel.

Ce traitement réclame une immobilité absolue et prolongée difficile à obtenir des malades.

Si les abcès que l'on voit se resorbent si difficilement, il serait au moins singulier qu'il en fût autrement de ceux qu'on ne voit pas; il serait surtout singulier qu'on privilège spécial fût accordé sous ce rapport aux abcès symptomatiques du mal vertébral. Cependant si la lésion osseuse s'arrête, on comprend que l'abcès cesse de pro-

(1) Communiqué par M. Létiévant

gresser, s'enkyste et se comporte absolument comme un abcès froid idiopathique; car la suppuration n'étant plus fournie par la carie, a plus de chances de se tarir et de faire place à un travail d'absorption.

En présence de la rareté des faits et de la marche incessante de l'affection, quelle sera la ligne de conduite du chirurgien?

Dans l'abcès par congestion, on a deux choses à examiner : l'abcès lui-même et la maladie vertébrale qui en est l'origine.

« Traitez-vous l'abcès, dit Velpeau, vous pourrez peut-être le faire disparaître, mais aurez-vous guéri pour cela la cause de l'abcès, c'est-à-dire la carie ou la nécrose des vertèbres?- Il s'en faut de beaucoup ; il est difficile de s'adresser directement aux vertèbres malades, et si on traite l'abcès, on s'attaque à l'ombre du mal ; si on l'ouvre, ou bien ce sera pour le vider, et cela ne peut être utile que lorsqu'il produit de la gêne ou de la douleur, ou bien ce sera pour le guérir, mais c'est un but impossible à atteindre, parce que la source n'est pas tarie. Si on ne l'ouvre pas, il croit toujours en volume, la peau devient tendue et luisante ; elle s'enflamme et l'abcès s'ouvre de lui-même. La suppuration continue au contact de l'air, bientôt elle revêt un mauvais caractère, le pus devient irritant, la fièvre se déclare. Le chirurgien n'a pas un grand succès, même quand il a recours à la méthode sous-cutanée. »

Aucune intervention ne devait donc trouver grâce devant l'arrêt du grand chirurgien, la thérapeutique demeurait impuissante en présence d'une affection à marche lente il est vrai, mais fatale.

L'expectation était posée en principe, et cette méthode a prévalu jusqu'à ces dernières années.

Dupuytren blâme les petites comme les grandes ouvertures faites aux aux abcès par congestion : C'est en vain, dit-il, qu'on cherche à imiter la nature, qui, lorsqu'elle guérit, les malades, le fait, il est vrai, à l'aide de petites ouvertures ; mais on l'imite mal, car on ne prévient pas l'introduction de l'air dans l'intérieur des foyers. — Les grandes incisions ont tous les inconvénients des petites ouvertures, moins celui du séjour du pus. J'ai usé pendant un grand nombre d'années de ces méthodes et je n'en ai retiré aucun avantage. »

Il a vu les malades succomber plus promptement que s'ils avaient été livrés à eux-mêmes. — Aussi en était-il arrivé au point de ne plus toucher aux abcès par congestion, d'abandonner complètement sous ce rapport la maladie à la nature.

Bilroth tient à peu près le même langage : « Lorsque les abcès proviennent d'os sur lesquels il est impossible ou dangereux de pratiquer une intervention chirurgicale, comme par exemple les vertèbres, le sacrum, le bassin etc., *ne touchez pas à l'abcès*, considérez au contraire comme des jours heureux ceux pendant lesquels il reste encore fermé, et attendez tranquillement qu'il s'ouvre de lui-même, car c'est encore l'ouverture spontanée qui est suivie des phénomènes les moins dangereux. — Toutes les fois que je me suis écarté de ce principe, j'ai eu lieu de m'en repentir. »

L'opinion d'un de nos maîtres, le regretté professeur Valette, mérite d'être rapportée.

Après avoir exposé sa méthode d'ouverture des abcès

froids par le séton caustique, il termine ainsi les indications de son emploi :

« Si vous avez affaire à un abcès froid par congestion, ou à un abcès articulaire, gardez-vous bien d'employer la cautérisation. — Les collections de cette nature ne doivent pas être ouvertes par le chirurgien; il est indiqué d'attendre l'ouverture spontanée de ces abcès, quel que soit le temps qu'elle mette à s'effectuer. L'intervention chirurgicale ferait dans les cas de ce genre éclater des accidents formidables. »

Cette pratique est encore la seule suivie par un grand nombre de chirurgiens lyonnais, parmi lesquels nous devons citer M. Mollière.

Que se passe-t-il à la suite de l'ouverture spontanée des abcès ?

La peau, amincie, ulcérée, a cédé devant la pression du contenu de la poche, mais elle a perdu en grande partie sa vitalité, et l'on voit l'ouverture, d'abord étroite, s'agrandir peu à peu et se transformer en fistule.

Il existe alors une libre communication entre l'air extérieur et le foyer purulent; on observe fréquemment l'inflammation de la poche, la peau est chaude, douloureuse, le pus devient fétide, une fièvre intense qui débute par un frisson violent se déclare ; et les malades succombent en quelques jours.

Mal de Pott, abcès par congestion, ouverture spontanée, mort rapide (1).

Catherine Chaine, dix ans. Début vers la fin de 1833.

(1) Observation tirée du mémoire de Nélaton sur le mal vertébral.

En février 1834, il survint à la partie supérieure et interne de la cuisse droite, une tumeur qui devint rapidement fluctuante, et se recouvrit d'une peau violacée. Considérée comme un abcès par congestion, cette tumeur fut livrée à elle même et ne s'ouvrit spontanément qu'au mois de novembre suivant. Le pus qui en sortit était d'un blanc jaunâtre, d'une odeur désagréable; l'ouverture resta fistuleuse.

Avant l'ouverture de l'abcès les forces étaient assez bien conservées, l'appétit et le sommeil étaient bons, les membres jouissaient de toute la liberté de leurs mouvements, excepté la cuisse droite, qui était habituellement fléchie sur le bassin et ne pouvait en être éloignée qu'avec douleur. Mais l'époque de l'évacuation spontanée fut marquée par un amaigrissement rapide, une fièvre continue avec exacerbation le soir; une toux fréquente et sèche, la perte de l'appétit. Ces symptômes ne firent qu'augmenter jusqu'aux premiers jours de 1835, époque de la mort.

Autopsie. Carie tuberculeuse de la deuxième lombaire; les première et troisième lombaires se touchent et sont usées en partie par le frottement, et creusées d'excavations semi-ovoïdes remplies de matière tuberculeuse concrète.

Cette issue fatale n'est pas constante : il arrive assez fréquemment qu'au bout de huit ou dix jours les symptômes généraux et locaux se calment, la douleur cesse, le pus reprend une meilleure apparence, et toute crainte d'une mort prochaine est éloignée. Cependant la guérison est rare, car la fièvre ne tarde pas à reparaître; l'abondance et la continuité de la suppuration doivent entrer pour beaucoup sans doute dans l'épuisement progressif

du malade, mais c'est surtout à l'altération du pus, à sa
fétidité, aux gaz délétères qui accompagnent sa décomposition, que la grande majorité des chirurgiens rapportent la fièvre hectique et la résorption putride que l'on
observe dans les derniers temps de la maladie.

En résumé on peut faire remonter à trois origines les
accidents graves de l'ouverture spontanée ou chirurgicale
des abcès par congestion : l'inflammation du foyer, les
pertes continues qui résultent de l'écoulement du pus, la
décomposition de ce liquide et sa résorption.

Il faut donc s'opposer à l'entrée de l'air, et c'est pour
remplir cette indication capitale que l'on a vu surgir les
diverses méthodes de traitement que nous allons exposer.

CHAPITRE III

1° Ponction

C'est une opération palliative qui a pour but de vider
la poche et de prévenir l'extension exagérée de la peau
qui la recouvre. On attend ordinairement le moment où la
rupture de l'abcès paraît imminente pour intervenir.

Qu'elle soit pratiquée avec un bistouri à lame étroite,
avec le trocart plat ou l'aiguille de Dieulafoy, le procédé
opératoire reste à peu près le même.

Il consiste toujours à pratiquer une ouverture oblique
et sur un point de peau saine pour obtenir rapidement la
cicatrisation de l'ouverture; si la ponction était faite
au niveau du point qui menace de céder, la peau, déjà
considérablement amincie et en partie ulcérée, n'aurait
plus assez d'élasticité pour revenir sur elle-même, et l'ouverture se transformerait en fistule; de là l'introduction de
l'air dans le foyer et les conséquences fâcheuses que nous
avons examinées à propos de l'ouverture spontanée.

Abernethy pratiquait la ponction des abcès par congestion avec un bistouri à lame étroite, qu'il enfonçait très

obliquement de manière à piquer la peau et la membrane
du kyste purulent en deux points assez éloignés l'un de
l'autre ; il se formait ainsi deux valvules qui s'opposaient
efficacement à la pénétration de l'air. Ce mode d'évacuation
a pris le nom de méthode valvulaire, *valvular method*.

C'était aussi le procédé de Boyer, qui y avait apporté
une légère modification consistant à tirer la peau de
côté avant de faire la ponction, et à la lâcher aussitôt
après l'évacuation du foyer de telle façon que, reprenant
sa place, elle couvrait la piqûre profonde.

Richerand ne faisait également l'ouverture qu'au moment où la peau amincie menaçait de se rompre. Il se
servait d'un trocart à hydrocèle et recouvrait la petite
plaie avec un emplâtre de diachylon gommé. Cependant
il était persuadé de l'inutilité de son intervention.
« L'expérience prouve, dit-il, que les abcès par congestion sont mortels, soit qu'on les ouvre, soit qu'on abandonne ce soin à la nature. »

Marc-Antoine Petit joignait à la ponction l'aspiration
par les ventouses. A la place du bistouri, il employait une
aiguille chauffée au rouge ; il n'évitait pas pour cela les
accidents de septicémie, comme nous le trouvons rapporté dans une observation de 1797 :

Jean Velfour, 26 ans, reçu à l'Hôtel-Dieu de Lyon,
le 26 janvier 1797. — Tumeur à la région dorsale. On
ne pouvait méconnaître la nature de ce dépôt et se dissi-
muler qu'il était lié à l'altération du corps des vertèbres.

On vide ce dépôt le 3 février par le cautère aiguille et
la ventouse : Issue de 10 à 12 onces de pus. Le malade
se trouve bien après l'opération. Le lendemain le dépôt
avait acquis le même volume. Seconde ponction un peu

au-dessous de la première : Issue de la même quantité de pus à peu près. Le malade eut un peu de fièvre dans la nuit. Alternative de mieux et de mal jusqu'au 25 mars. Le malade succombe épuisé par la fièvre lente et l'abondance de la suppuration.

J. Guérin en 1841, pour éviter l'introduction de l'air, emploie un trocart plat. Pour Denonvilliers cette modification ne paraît pas très heureuse, et il préfère le procédé de Boyer. Nous empruntons à cet auteur quelques détails sur un perfectionnement apporté par le professeur Pelletan. Ce praticien se sert, dit-il : 1° d'un trocart large et aplati, muni d'un robinet, et 2° d'une seringue qui peut se visser sur le trocart lorsque le mandrin a été retiré. Ce dernier appareil aspire le pus à mesure qu'il s'écoule, et chaque fois que le corps de pompe est rempli, on dévisse l'appareil en ayant soin de fermer le robinet de communication du trocart avec l'air extérieur. Cette manœuvre s'exécute à plusieurs reprises jusqu'à l'affaissement de la poche, sur laquelle un aide exerce une légère pression.

L'idée de Pelletan est aujourd'hui assez bien réalisée par l'aspirateur de Dieulafoy, qui offre encore le grand avantage de pouvoir se remplir, se vider et fonctionner continuellement sans qu'il soit besoin de dévisser le corps de pompe et sans qu'on ait à craindre l'action de l'air.

Tous ces procédés ont donné des succès, mais nous devons le répéter, la ponction simple n'est qu'une opération palliative, à laquelle il faut revenir à plusieurs reprises pour éviter la rupture des parois de la poche. C'est ce dont nous avons pu nous convaincre dans les divers services de chirurgie de Lyon. L'abcès se reforme

pomptement, il semble que la suppuration augmente avec
d'autant plus de rapidité que l'on intervient plus fréquemment pour lui donner issue.

D'ailleurs la transformation de l'ouverture capillaire
en orifice fistuleux a été observée un certain nombre de
fois après la ponction. Quand on a affaire à un sujet scrofuleux, en général on obtient la cicatrisation immédiate
des premières ponctions; mais il arrive que la dernière
piqûre ne se ferme pas, et le malade est ainsi exposé à
tous les accidents qui résultent de l'introduction de l'air
dans le foyer.

A quelle époque doit-on ponctionner un abcès par congestion? Dupuytren, Ledran, Sabatier et après eux Velpeau et Nélaton, proscrivent d'une manière générale l'ouverture prématurée, et mettent tout leur soin à retarder
autant que possible l'ouverture spontanée.

Y a-t-il des inconvénients à attendre ainsi? Oui, et des
plus graves. C'est qu'en effet le pus, fourni d'une manière incessante et s'accumulant dans la poche, fait effort
contre ses parois, et celles-ci cèdent dans les points qui
offrent le moins de résistance : de là des clapiers, des
diverticules; que l'air vienne à s' introduire dans cette
vaste cavité, les accidents seront formidables, tout à fait
au-dessus de nos ressources. Il faut donc ouvrir de bonne
heure, c'est-à-dire avant que la peau ne cède à la pression du pus. En admettant encore que la peau résiste, il
est toujours à redouter que l'ouverture se fasse spontanément dans une cavité splanchnique, le péritoine, l'in-
testin ou la vessie. De grands inconvénients sont donc
attachés à l'ouverture tardive; d'ailleurs la présence d'une
collection purulente considérable ne manque pas de re-

tentir d'une manière fâcheuse sur la santé générale du malade.

Après Marc-Antoine Petit, Larrey, chirurgien du commencement de ce siècle, traversait les abcès par congestion avec un fer rouge et y laissait un séton. Trois malades ont été guéris par ce moyen; mais nous croyons qu'il doit être tout à fait abandonné, car il aboutit généralement à la fistule qui permet alors l'entrée facile de l'air et la putréfaction du foyer.

Nous ne ferons que citer les caustiques, poudre de Vienne, pastilles de potasse, assez fréquemment employés pour l'ouverture des abcès froids idiopathiques et de quelques abcès en connexion avec des lésions osseuses, tels qu'une carie des côtes ou de l'omoplate. Ce moyen crée également une fistule et amène l'établissement des mauvaises conditions que nous avons déjà énumérées.

Valette ouvrait les abcès froids et quelques ossifluents avec les séton caustique dont il était l'inventeur; mais, dit-il dans sa Clinique, si vous avez affaire à un abcès froid par congestion, et par là il entendait les abcès dépendant d'une carie vertébrale, gardez vous d'employer la cautérisation.

Un chirurgien distingué de Paris, M. Léon Labbé, attaque directement par les caustiques la poche des abcès froids; un de ses élèves, M. Fourestié, a, dans sa thèse inaugurale, exposé les résultats de ce procédé. Il est peu probable qu'on ait tenté de l'appliquer aux abcès ilio-fémoraux qui dépendent d'un mal de Pott, car nous n'avons pas trouvé dans ce travail d'observation qui en fasse mention. Voici, à propos de ce procédé, l'opinion de

Gillette (*Chirurgie journalière des Hôpitaux de
Paris*, 1878) :

« Cette méthode est excellente, cependant elle est très
douloureuse au moment de l'application de la pâte de
Vienne, et la réparation de la plaie est quelquefois très
longue ; elle nous semble mettre le malade à l'abri d'accidents beaucoup plus sûrement que les autres méthodes.

Il nous a paru utile de la citer dans le cours de ce
travail, quoiqu'elle nous paraisse difficilement applicable
aux vastes abcès du mal vertébral.

2, Incisions

La méthode des ponctions s'appuie sur la crainte d'une
ouverture spontanée de l'abcès, de la libre introduction
de l'air dans le foyer. Il faut reconnaître que la ponction
prévient cette ouverture, mais si elle ne laisse pas péné-
trer l'air, elle s'oppose à la sortie facile du pus. Après
la ponction suivie de l'aspiration, n'est-il pas admissible
qu'en raison de la différence de pression qui s'exerce à
l'extérieur et à l'intérieur de la poche, l'air s'insinue à
travers l'ouverture du trocart, quelque étroite qu'elle
puisse être ? cela doit arriver d'autant plus facilement que
les parois de la poche sont plus épaisses et moins dispo-
sées à se rétracter.

Peut-on en outre vider d'une manière complète un
abcès par la ponction ? Très souvent on a affaire non pas
à du pus, mais à des grumeaux, à de véritables corps so-
lides, débris osseux pour la plupart, qui obstruent la
canule ; doit-on alors se servir du mandrin pour repousser l'obstacle ? Nous croyons qu'il est plus prudent d'in-

terrompre l'opération que de s'exposer à l'entrée de l'air dans une poche où le vide préalable et la diminution considérable de pression semblent l'appeler.

La méthode des grandes incisions a pour elle un grand avantage : elle donne issue plus complètement à la suppuration. Quant au contact de l'air avec les parois de la poche mises à découvert, elle semble ne tenir aucun compte des dangers auxquels le malade est exposé. Mais aussi que d'insuccès pour les chirurgiens qui ont été tentés de l'appliquer avant l'introduction de la méthode antiseptique !

B. Bell conseille d'ouvrir couche par couche toutes les fois qu'il y a le moindre doute sur la nature de la matière contenue dans la tumeur, comme dans la hernie étranglée, car il est convaincu qu'un des grands principes de la chirurgie est d'ouvrir aussitôt qu'on l'a reconnu, et dès que le pus est évidemment formé, tout abcès situé près d'une des grandes cavités. « J'ai, ajoutet-il, toujours donné jour à la matière contenue dans les abcès lombaires sans aucune conséquence fâcheuse, et quand on ne le fait pas, il peut, au contraire, en résulter beaucoup de mal. Si la matière a coulé quelque temps et si la quantité n'est pas considérablement diminuée au bout de deux à trois semaines, il peut être utile d'injecter avec une seringue une faible dissolution de sucre de Saturne, de l'eau de chaux ou quelque autre doux astringent. Ce moyen modère peu à peu l'écoulement, et le fait souvent cesser entièrement. »

Lisfranc ouvrait largement les abcès par congestion, mais pour combattre l'inflammation du foyer, il appliquait immédiatement trente ou quarante sangsues sur les parois de l'abcès. Il renouvelait ces applications deux ou trois fois, selon l'intensité des phénomènes inflammatoires. Lisfranc n'a pas observé un cas de résorption purulente. Plusieurs guérisons radicales ont été obtenues; dans d'autres cas les malades ont gardé des fistules, mais leur constitution s'est améliorée.

Bégin, dans ses ouvrages, se fait le défenseur de l'incision, mais il supprime les applications de sangsues; nous reproduisons ses propres paroles :

« De quelque précaution que l'on fît usage, les ponctions successives des abcès par congestion étaient enfin suivies d'une ouverture permanente et d'un écoulement continuel de pus. Pénétration de l'air dans le foyer, suppuration fétide, fièvre, amaigrissement, diarrhée et mort : tels étaient les résultats ordinaires plus ou moins tardifs, mais presque inévitables de l'opération. On a pensé que les malades auraient plus de chances de guérison en ouvrant tout à coup ces tumeurs par des incisions larges qui permettraient au foyer de se vider, à ses parois de revenir sur elles-mêmes, aux parties plus profondément situées de se modifier et de se cicatriser.

« Combattre la lésion locale et génératrice de l'abcès à l'aide de moyens convenables, et spécialement du moxa, en même temps qu'ouvrir largement celui-ci, telles semblaient être les deux principales indications à remplir; et puisqu'il faut toujours que l'air entre dans le foyer et l'enflamme, mieux vaut que cette action ait lieu alors que le malade conserve encore toutes ses forces, que quand il sera affaibli par plusieurs ponctions chaque fois suivies du renouvellement de l'exhalation purulente.

« Sur *six fois* que j'ai depuis trois ans suivi cette méthode nouvelle, j'ai deux fois obtenu la guérison, et dans deux cas il s'agissait de carie de la colonne lombaire, avec abcès venant faire saillie à la région crurale. »

Incision large et prématurée, telles sont les conclusions de l'éminent chirurgien.

Malle, de Strasbourg, rapporte un succès dû à l'emploi de cette méthode.

Abcès par congestion de la région antéro-interne de la cuisse chez un homme de vingt-six ans, d'un tempérament lymphatique et d'une constitution assez forte.

Traitement local par les moxas.

Augmentation progressive du pus.

Ouverture de l'abcès au bistouri en juillet 1834 ; le malade sortit guéri le 11 octobre.

Ces terminaisons heureuses ont été consignées avec soin par les partisans de l'ouverture, mais combien d'insuccès, combien d'issues fatales sont venues noircir cette statistique !

Nous rapportons à ce sujet quelques cas de mort rapide à la suite de l'ouverture large des abcès.

Pelletan, appelé en consultation pour un jeune soldat qui avait vis-à-vis de la cinquième vertèbre dorsale une tumeur de la grosseur du poing, fut invité à en pratiquer l'ouverture.

Il sortit par la plaie une quantité prodigieuse de pus séreux et d'une odeur aigre ; le foyer paraissait intarissable.

Le malade ne survécut pas longtemps à l'ouverture de cet abcès ; la fièvre s'alluma dans les vingt-quatre heures, et n'eut pas de peine à consumer ce qui restait de forces à ce malheureux.

Autopsie. Carie de la 4e et de la 5me vertèbres dorsales.

Le mémoire de Nichet contient l'observation sui-vante[1] :

Mal de Pott. Gibbosité au niveau de la région dorsale.

L'hypochondre droit était le siège d'une tumeur du volume du crâne d'un adulte, molle, pâteuse, fluctuante, à base large, empêchant le décubitus dorsal.

L'appétit et le sommeil étaient perdus, il y avait de la fièvre. Un mois et demi avant la mort, l'abcès fut ouvert dans le but de diminuer les souffrances du malade; il en sortit deux litres de pus mal lié tenant en suspension beaucoup de flocons tuberculeux. Cette évacuation fut suivie d'un grand soulagement qui dura un mois; il survint alors des accès de fièvre avec frissons qui précédèrent de peu de jours la mort du malade.

Autopsie. Destruction presque entière des 5e, 6e, 7e, 8e, 9e vertèbres dorsales; la 1re lombaire était seulement dépouillée de son ligament vertébral antérieur, et les cartilages des quatre dernières dorsales avaient disparu sans laisser le moindre vestige.

Nous devons ajouter que la ponction n'est pas toujours tout à fait innocente, et qu'elle a été quelquefois suivie d'accidents rapidement mortels.

Abcès au devant des vertèbres dorsales, faisant saillie à la région ombilicale.

M. Moreau prit le parti d'y plonger un trois-quart pour savoir ce que renfermait la tumeur. Il sortit du pus que l'on laissa couler librement, environ une pinte et demie.

Dès le lendemain, la fièvre s'alluma, la respiration

[1] Nichet, *Nature et Traitement du mal de Pott* (Obs. VIII).

devint laborieuse, les douleurs de la région dorsale furent extrêmes et produisirent un délire dans lequel le malade succomba le deuxième jour après l'opération.

L'autopsie démontra que le corps de la 6ᵉ vertèbre dorsale était détruit par la carie.

Payan d'Aix, Michel, de Strasbourg, ouvrent largement les abcès par congestion.

Quant à bourrer de charpie la cavité de l'abcès, comme le faisaient Flaubert, de Rouen, et Callisen, après avoir soigneusement vidé tous les clapiers, rien ne nous apprend que cette méthode ait trouvé beaucoup d'imitateurs.

Denonvilliers, élève de Lisfranc, n'hésite pas, malgré les résultats qu'il a vu obtenir, à condamner cette manière d'opérer.

Laugier pratique une large incision lorsque l'ouverture de l'abcès est devenue inévitable, s'abstient de mettre des sangsues, et obtient néanmoins tout le succès que Lisfranc leur rapportait; mais nous tenons à faire remarquer qu'il ne se décide à ouvrir largement que lorsque l'ouverture spontanée est devenue imminente.

Voici d'ailleurs les indications qu'il a posées : « A mes yeux, la conduite à tenir est la suivante :

« 1° Attendre aussi longtemps que possible avant d'ouvrir l'abcès, et ne s'y décider que si l'ouverture spontanée est menaçante.

« 2° Pratiquer une large incision pour éviter la stagnation du pus;

« 3° Faire dans le foyer des injections détersives, ou même de teinture d'iode avec moitié ou deux tiers d'eau;

« 4° Soutenir les forces du malade;

« 5° Combattre la lésion osseuse par les moyens ordinaires, cautères, etc. »

Il prédit l'avenir réservé aux grandes incisions ; cette méthode dont il ne conteste pas l'efficacité était alors contraire aux théories régnantes sur les abcès par congestion, mais elle aurait mieux fait son chemin en pratique chirurgicale, si Lisfranc ne l'eût théoriquement embarrassée de larges saignées locales. Il conclut en disant que, mieux présentée, elle remplacera la méthode des ponctions qu'on peut avec avantage réserver pour les abcès froids.

3° Ponctions suivies d'injections irritantes

Ce n'était pas tout de vider l'abcès, il fallait encore modifier ses parois, substituer une inflammation franche à la suppuration de mauvaise nature qui était la conséquence presque forcée de l'ouverture des abcès soit par les ponctions, soit par l'incision.

Fabrice d'Acquapendente injectait de l'oxymel dans la cavité des abcès froids ; Dupuytren se servait de vin chaud ; en Allemagne, Ruit injectait de l'eau bouillante, et Schaack, des solutions de nitrate d'argent.

Puis vint le tour des injections iodées. Tout en contestant à Boinet la priorité de cette méthode thérapeutique au profit du chirurgien de Lyon, Bonnet, qui l'indique dans son *Traité des maladies des articulations* publié en 1845, c'est au travail du premier auteur et aux efforts qu'il fit pour la vulgariser, que cette modification au traitement est entrée peu à peu dans la pratique. Bonnet voulait convertir les abcès froids en abcès chauds, et dans

ce but, il employait tantôt le vin aromatique, l'eau-de-vie
camphrée, la teinture d'iode étendue d'eau, tantôt une
solution d'iode à laquelle il ajoutait de l'iodure de potassium en quantité double de l'iode; nous ne trouvons pas
dans son livre d'exemple d'abcès par congestion dû à une
carie vertébrale qui ait été traité par ce procédé; il est
convaincu que l'injection peut donner d'excellents résultats, mais en présence du danger d'inciser ces abcès, il
en abandonne l'ouverture aux efforts naturels.

Boinet s'est fait le champion ardent de cette méthode;
peu s'en est fallu qu'il ne fit de l'iode la panacée universelle, car nous n'avons qu'à ouvrir son livre pour en re-
trouver à chaque page l'application dans une foule d'af-
fections.

L'injection iodée après la ponction avait pour but de
modifier non seulement la membrane pyogénique, mais
encore la carie osseuse qui était la source du pus.

Après des essais sur des abcès de petit volume, convaincu de l'efficacité de sa méthode, il tente de guérir
les volumineux abcès du mal de Pott. Des succès relativement nombreux paraissent devoir donner raison à ce
moyen. M. Boinet relate dans son livre quatre observations
suivies de guérison, après un certain nombre d'injections
iodées, et un traitement variant de six à quinze mois.

Entre les mains d'autres chirurgiens, il n'en était pas
de même, et malgré les injections iodées faites avec
toutes les indications opératoires, M. Alquié publiait en
1850, deux observations de mort survenue peu de temps
après l'opération.

Dans une discussion à la Société de chirurgie, séance
du 21 avril 1852, au sujet de la nouvelle méthode, Robert

communique deux cas d'abcès traités par M. Boinet lui-
même, et dans lesquels les malades ont succombé dans le
marasme, l'un trois semaines après la quatrième injection,
l'autre, avec une gangrène des téguments, deux mois
après.

Guersant a eu quelques succès chez les enfants; mais
chez un malade des accidents d'une telle gravité se décla-
rèrent après la première injection, qu'on fut obligé d'y
renoncer. Roux n'a jamais obtenu de guérison, mais il
croit les injections capables de produire une certaine amélioration. Voillemier a publié également deux cas d'insuccès. Enfin, une fois, l'injection a pénétré dans le
péritoine, et le malade a succombé en deux jours à une
péritonite suraiguë ; le cas est unique, et nous ne faisons
que le citer sans en tirer d'argument contre la méthode.

Il est encore un danger des injections iodées qui résulte
de l'absorption rapide de l'iode par l'organisme. Demar-
quay, dans son mémoire lu à l'Académie de médecine en
1867, *sur l'absorption*, s'exprime ainsi à propos de ces
injections.

Depuis les travaux de Velpeau, (« Des cavités closes
et de la possibilité de les modifier par la teinture d'iode»,
Annales de la chirurgie française 1841-1846), depuis
surtout les travaux de M. Boinet sur le traitement des
abcès froids et par congestion par les injections iodées, il
est important de se rendre un compte exact de ce qui se
passe dans ces conditions.

« Il en résulte que l'absorption par les parois du foyer
d'un abcès froid se fait avec une telle rapidité que la
réaction de l'iode a pu apparaître dans les urines huit ou
dix minutes après l'injection. — Tout l'iode injecté est

éliminé au bout de quatre à cinq jours, par les glandes salivaires et les reins. Mais si une grande quantité d'iode est injectée à la fois, ou, si chaque jour on pratique de nouvelles injections, le sang se charge d'une telle quantité d'iode que les reins et la salive sont impuissants à l'éliminer. De là des accidents graves et mortels.

« Conclusions : Les injections iodées et iodurées faites dans les abcès chauds, dans les abcès froids ou dans les cavités kystiques enflammées ou non, sont absorbées avec rapidité. J'ai constaté que l'élimination avait lieu par la salive dans un temps qui varie de trois à quarante-cinq minutes.

« L'iode introduit en grande quantité peut avoir sur l'organisme une action souvent fâcheuse. »

Il importe cependant de conserver un moyen thérapeutique qui a fait ses preuves. Employé avec prudence, l'iode rend les plus grands services pour obtenir la cicatrisation d'un trajet fistuleux, et même la guérison d'une carie osseuse superficiellement placée, pour exciter et faire bourgeonner les parois atoniques des abcès froids, idiopathiques ou ossifluents, mais dans les grandes collections purulentes qui accompagnent le mal de Pott, l'étendue même de la poche, la longueur des trajets fistuleux et la profondeur de la lésion vertébrale semblent contre-indiquer son emploi. D'ailleurs il paraît difficile d'éviter l'inflammation des cavités splanchniques voisines, et surtout du péritoine, quand il s'agit de traiter les abcès de la fosse iliaque en provoquant artificiellement leur inflammation.

Dans un chapitre suivant, nous montrerons qu'avec le pansement antiseptique on peut obtenir d'autres résultats.

4° Drainage

Introduit dans la pratique journalière de la chirurgie par Chassaignac en 1851, le drainage des abcès allait faire oublier les procédés défectueux auxquels on avait recours avant cette méthode. Le drainage a, sur les autres moyens de traitement des collections purulentes, des avantages assez marqués pour expliquer les nombreuses applications qu'en a faites son auteur.

Il est, dit Jules Rochard, un genre d'abcès symptomatiques, le plus grave de tous, dans lequel le drainage nous paraît appelé à rendre de grands services, bien que les résultats obtenus par l'auteur de la méthode ne soient pas très encourageants, et que les essais que nous avons nous-même tentés, ne le soient pas davantage. Nous voulons parler des abcès par congestion. Nous pensons comme lui qu'il faut ouvrir les abcès par congestion. En opérant de bonne heure, on peut prévenir les complications, et, si elles arrivent, les dominer. Le malade a plus de forces pour la lutte qui va s'engager, la lésion osseuse est moins avancée, l'abcès moins considérable ; on peut arriver, à l'aide de soins persévérants, à le transformer en un trajet fistuleux qui continuera à éconduire au dehors la suppuration, et qui pourra même se tarir un jour, si le traitement général parvient à triompher de la lésion primitive. »

L'ouverture une fois pratiquée, comme il est impossible d'empêcher la pénétration de l'air, on doit s'appliquer à en prévenir les inconvénients, à empêcher par des lavages la stagnation et l'altération du pus.

Le drainage n'agit point du tout à la manière de l'incision. D'abord il ne désemplit pas brusquement la poche purulente, qui peut revenir peu à peu sur elle-même, le pus est évacué au fur et à mesure de sa production, et on évite ainsi la formation de clapiers qui retiennent dans la cavité les produits purulents altérés.

Secondée par des lavages répétés et surtout par des lavages antiseptiques comme la majorité des chirurgiens les pratiquent aujourd'hui, cette méthode a donné des succès, mais rarement la guérison s'est effectuée sans que le malade n'ait éprouvé quelques accidents fébriles parfois assez graves pour mettre sa vie en danger.

Le Dr Amédée Pain, dans sa thèse inaugurale, rapporte un cas de guérison par le drainage et les lavages, nous le résumons en quelques mots.

B... 23 ans, entre le 2 octobre 1856 à l'hôpital Lariboisière, salle Saint-Augustin, n° 23.

Mal de Pott, gibbosité dorso-lombaire, abcès par congestion dans la fosse iliaque droite. Santé générale bonne.

6 octobre. Drainage de l'abcès.

8 octobre. Fièvre, inappétence, soif. Douleur dans la région iliaque droite.

12. Aggravation. Fièvre continuelle, sueurs abondantes, douleurs très vives, le pus est séreux, fétide ; on fait plusieurs fois des injections d'eau tiède dans le foyer.

15. Amélioration.

4 novembre. Les accidents fébriles reparaissent.

Ces symptômes persistent jusqu'au milieu de novembre, il survient alors une amélioration qui s'accentue de jour en jour ; au commencement de décembre, le malade peut se lever. Il sort de l'hôpital le 27 décembre. Le tube en caoutchouc est enlevé, et le malade conserve seulement

deux petits orifices fistuleux qui fournissent très peu de
pus.

La guérison s'est maintenue.

Deux autres observations suivies de guérison sont aussi
publiées dans le traité de la suppuration de Chassaignac ;
dans les deux cas, il s'agissait de sujets de trente ans et
de vingt-cinq ans, qui ont présenté à plusieurs reprises
les signes de l'infection putride.

Malheureusement tous n'échappent pas aux atteintes
redoutables de cette complication. La méthode du drainage, à côté de succès incontestables, compte aussi de
nombreux revers. Il suffit de citer les observations numéros 203, 204, 207 suivies de mort à échéance plus ou
moins longue.

Nous devons reconnaître que l'emploi du drainage a
rendu cependant d'immenses services en chirurgie, et que
le tube élastique perforé est devenu partie essentielle
du pansement antiseptique aujourd'hui si répandu.

Nous devons signaler plusieurs monographies remarquables sur le drainage, notamment la thèse de Bautier,
Paris, 1869.

Vers la même époque, M. Guyon a émis l'opinion que
le plus simple et le meilleur traitement des abcès par congestion, consiste à les drainer et à pratiquer largement
des injections d'eau alcoolisée ; sous l'influence de ce traitement, il a vu les phénomènes généraux, frissons, fièvre,
tomber rapidement ; la suppuration se modifie et diminue,
le malade reprend de l'appétit et des forces.

Desprès emploie également le drainage et obtient des
succès ; un de ses malades n'a jamais eu trace de fièvre,
ni élévation de température.

Ouverture, drainage, injections détersives ou antiseptiques; c'était un grand pas vers la méthode antiseptique dont l'exposé sera l'objet de notre prochain chapitre.

Mais avant, nous devons rappeler brièvement les divers et nombreux moyens proposés pour le traitement des abcès par congestion, fondés la plupart sur les dangers d'introduction de l'air, et qui ont donné des succès à leurs auteurs.

Pour éviter l'introduction de l'air dans le foyer et les accidents redoutables qui en sont généralement la conséquence, le Dʳ Grith, chirurgien du grand hôpital de Milan, ouvre les abcès par congestion sous l'eau; cette pratique a été l'objet d'une communication au congrès de Florence, 1869.

Le Dʳ Puel dans sa thèse d'agrégation rapporte un cas d'ouverture d'abcès par congestion suivie de lavages phéniqués. L'abcès avait d'abord été ponctionné; puis l'ouverture fut agrandie pour permettre les lavages que l'on fit minutieusement tous les jours. La suppuration diminua peu à peu par ce traitement; douze jours après, elle était presque nulle, en même temps que l'état général subissait la plus heureuse transformation. Un mois après, la suppuration était complètement tarie. La gibbosité persistait.

La guérison s'est confirmée.

Quand les ponctions successives ne parviennent pas à empêcher la reproduction incessante du pus, Robert essayait d'imiter la nature en créant artificiellement une fistule qui laissait écouler le pus à mesure qu'il se formait.

Si l'orifice de la ponction s'oblitère, et que la pression du pus soit insuffisante pour rompre la cicatrice, il pratique une nouvelle ponction en ayant soin de laisser la canule en place pour livrer passage au pus tant que dure la lésion osseuse qui le produit. »

Pour combattre les accidents d'inflammation et la fétidité du pus, il emploie les injections iodées. Il cite à l'appui de sa méthode plusieurs cas heureux que l'on trouvera consignés dans ses conférences de clinique chirurgicale, p. 215.

Un chirurgien de Lyon, Pétrequin, ouvre les abcès par congestion au moyen de l'application d'une pastille de potasse en deux points peu éloignés, et par ces ouvertures, il injecte dans la poche une solution de potasse caustique au centième augmentant progressivement jusqu'à 2 0/0.

La ponction capillaire et l'aspiration par les appareils de Dieulafoy et de Potain sont quotidiennement employées dans les hôpitaux; c'est la méthode de Guérin perfectionnée. Dieulafoy, dans son livre de l'*Aspiration des liquides morbides*, rapporte deux cas de guérison d'abcès par congestion par cette méthode; ce sont des cas heureux, mais nous croyons que cette opération, faite en vue seulement d'évacuer le pus, ne peut avoir qu'une faible influence sur la marche de la lésion osseuse.

De Saint-Germain et Gillette, chirurgiens de Paris, se servent de cet appareil, mais ils ne ponctionnent l'abcès que lorsqu'il menace de s'ouvrir spontanément.

A Lyon, c'était la méthode adoptée avant l'introduction du pansement de Lister; quelques chirurgiens l'emploient encore, mais à notre connaissance, il n'est pas d'abcès par congestion qui ait été guéri par elle.

Enfin, pour ne rien omettre, nous devons citer la pra-

tique de M. Houzé de l'Aulnoit, chirurgien de Lille, qui,
depuis ces dernières années, traite ces abcès par l'ouverture et les lavages à l'eau salée et obtient des succès.

Une méthode qui, au premier aspect, paraît barbare,
a donné des résultats que nous trouvons consignés dans
la *Gazette médicale* de Paris, 1841.

Se fondant sur ce principe que l'ablation de la surface
interne des abcès par congestion empêche l'action de
l'air sur la membrane pyogénique, Seutin **rapporte** le
fait suivant :

Observation résumée. Abcès par congestion de la région
postérieure de la cuisse. Mal de Pott et saillie de la première lombaire.

Ponction, puis ouverture large et excision du kyste
tantôt avec le bistouri, tantôt avec les ciseaux. La cavité
s'étendait jusqu'à l'échancrure sciatique, où une sonde
introduite s'engageait dans un trajet fistuleux.

Opération le 27 mars 1837.

Le malade sort le 20 mai avec une fistule.

L'année suivante traitement général, exutoire à la
région lombaire. Iodure de potassium.

Guérison parfaite en septembre 1838.

La multiplicité des moyens employés pour guérir les
abcès par congestion, montre suffisamment la difficulté
d'attaquer cette affection, et surtout, d'atteindre la lésion
osseuse qui en est l'origine. Il nous reste encore à parler
d'un dernier traitement qui, connu depuis quelques années
à peine, s'est répandu presque universellement, et donne
tous les jours des résultats sur lesquels il eût été puéril
de compter avant notre époque.

CHAPITRE IV

INTRODUCTION DU PANSEMENT DE LISTER
DANS LA CHIRURGIE

Le professeur d'Édimbourg a mis à profit la plupart des méthodes que nous avons exposées. Les liquides antiseptiques étaient employés, le drainage était découvert avant que Lister eût créé le pansement qui porte son nom.

Un illustre chimiste français, M. Pasteur, venait à peine d'attirer l'attention du monde scientifique sur la présence de germes innombrables dans l'air que nous respirons, que le chirurgien anglais saisissant cette idée, essayait d'en tirer parti, et presque aussitôt, donnait la solution du problème.

Avec M. Pasteur, M. Lister croit à l'existence dans l'atmosphère de germes nombreux qui, mis en contact avec les substances organiques, engendrent la putréfaction.

Ce qui domine dans toute sa pratique chirurgicale, ce sont les procédés destinés à détruire ces germes, qui s'attachent à la peau, se trouvent sur les pièces de pansement, dans les liquides et les topiques employés ; qui pénètrent dans la plaie avec les instruments et les doigts de l'opérateur. Cette destruction accomplie, il protège les plaies et les liquides qui s'en écoulent contre l'action de l'atmosphère qui leur apporte ses germes.

Parti de ce principe, il s'est attaché surtout à rendre antiseptique tout objet, tout liquide qui peut arriver au contact d'une plaie. L'air est purifié par le nuage phéniqué (*spray*) que lance constamment le pulvérisateur, les parties sur lesquelles le chirurgien va opérer sont lavées soigneusement avec les solutions prescrites ; il en est de même des instruments et des mains de l'opérateur et des aides, qui doivent être préalablement plongés dans le liquide antiseptique.

Nous ne nous arrêterons pas dans la description des pièces du pansement de Lister ; nous renverrons aux nombreuses descriptions qui en ont été faites, et notamment à la monographie de M. Poncet, de Lyon, et au livre de M. Lucas-Championnière publié dans le courant de cette année. Inauguré par Lister en 1867, ce pansement a été rapidement adopté par les chirurgiens de l'Europe et de l'Amérique ; il nous suffira de citer Saxtorph, de Copenhague, Volkmann de Halle qui l'ont appliqué les premiers sur le continent, et lui doivent leurs brillantes statistiques. Pour la première fois en France, M. Létiévant l'a expérimenté dans son service de l'Hôtel-Dieu en 1869. Depuis M. Lucas-Championnière s'en est fait l'ardent promoteur, MM. les professeurs Guyon, Verneuil et Panas le suivirent dans cette voie, et furent bientôt convaincus par leur propre expérience de la valeur de la méthode.

C'est pour l'infection purulente, la pyohémie que l'influence du nouveau pansement est surtout frappante ;

nous ne nous rappelons pas avoir vu un seul cas de pourriture d'hôpital depuis que nous fréquentons les divers services de chirurgie lyonnais, où la méthode antiseptique est instituée; et pourtant cent blessés sont couchés dans la même salle, quelques-uns d'entre eux ayant subi des opérations extrêmement graves.

Ouverture des abcès par congestion par la méthode de Lister. — L'idée d'ouvrir les abcès par congestion n'est pas nouvelle, nous avons cité plus haut les auteurs qui ont employé cette méthode et ont obtenu des succès. Avec le pansement de Lister, avec le drainage, la chose devenait facile, et le patient n'était plus exposé aux redoutables dangers qui étaient, il y a peu de temps encore, la conséquence de l'ouverture large. Tout le monde connaît l'innocuité relative des plaies sous-cutanées et la rapidité avec laquelle elles se terminent; la nouvelle méthode transforme toute plaie découverte en plaie sous-cutanée; le nuage antiseptique l'isole complètement de l'atmosphère ambiante et des germes qu'elle contient; l'acide phénique les atteint jusqu'au cœur de la plaie et les rend inoffensifs, s'il ne les détruit pas tout à fait.

Le drainage de la plaie ou des collections purulentes se fait ordinairement avec le tube de caoutchouc perforé que les Anglais appellent gracieusement du nom de son inventeur, tube de Chassaignac; Lister emploie aussi le crin de cheval phéniqué, et un de ses élèves, le docteur Chiene, d'Edimbourg, se sert de drains en catgut. Quelle que soit la matière qui compose le drain, le tube de Chassaignac doit toujours être placé verticalement dans un angle déclive de la plaie, coupé au ras de la peau, après avoir été fixé par un fil destiné à le maintenir, et à le retirer à chaque pansement.

Le professeur Lister est un partisan convaincu de l'ouverture des abcès par congestion, même des abcès qui dépendent d'un mal de Pott. Nous ne pouvons faire mieux que rapporter ses propres paroles à la Société de chirurgie de Paris, séance du 26 juin 1878.

« Prenons par exemple les abcès par congestion : si on ne les ouvre pas, sauf le volume, il n'y aura pas d'inconvénients. Si on les ouvre avec de petites incisions, il surviendra de la fièvre, des accidents putrides qui entraîneront l'hecticité et la mort. Si pour éviter ce danger, on pratique des ponctions avec aspiration, dans la ,majorité des cas, le pus se reformera, il faudra y revenir souvent et on ne guérira pas le malade.

« Mais il en sera tout autrement *si on ouvre largement*, si pour obtenir un libre écoulement, on place un tube à drainage, et si après avoir fait l'opération avec la *méthode antiseptique*, on fait un bon pansement antiseptique que l'on continuera avec grand soin jusqu'à guérison complète.

« Le premier résultat que l'on obtient est de ne pas avoir de fièvre, d'obtenir un écoulement séreux qui devient en quelques jours assez peu abondant pour ne plus changer ce pansement qu'une fois par semaine; si à ce pansement on ajoute la précaution de faire garder la position horizontale, on peut guérir complètement et radicalement les malades.

« J'ai, grâce à ce traitement, obtenu un grand nombre de cas de guérison absolue, parmi lesquels il y avait carie et séquestre du corps des vertèbres. »

Et plus loin :

« On m'objecte que les abcès de la fosse iliaque guérissent seuls et que mes résultats ne sont pas définitifs. Je regrette de ne pouvoir montrer des malades parvenus au dernier degré de l'hecticité et qui, dès le lendemain de l'application du pansement antiseptique, ont vu disparaître la fièvre. Je ne dis pas que je suis à l'abri de toute récidive, mais j'affirme que, dans la majorité des cas, j'ai obtenu une guérison définitive. »

Thomas Smith, donnant les résultats de sa pratique chirurgicale et du traitement des blessures et des abcès par la méthode antiseptique de Lister, arrive à la même conclusion : « Les abcès lombaires qui, généralement tournent à mal après évacuation, sont justiciables heureusement de ce traitement, pourvu qu'avec un *soin minutieux* on prenne toutes les précautions antiseptiques jusqu'à la fermeture complète des fistules. »

Nous ne citerons que l'opinion de deux auteurs français. Dans la discussion mémorable qui eut lieu à la Société de chirurgie en 1879, au sujet du pansement de Lister, M. Panas termine ainsi :

« On se souvient de l'opinion des chirurgiens sur les abcès froids. Nous les considérions presque comme des *noli me tangere*, et pour mon compte, je professais ouvertement que je n'ouvrirais jamais un abcès par congestion pour plusieurs raisons : d'abord c'est qu'ils guérissent spontanément, et je pourrais citer l'exemple d'un malade atteint de deux abcès par congestion symptomatique, d'un mal de Pott, qui guérit après dix-huit mois de séjour dans une gouttière Bonnet.

« Malheureusement, c'est là l'exception, et quelques chirurgiens, en prévision d'une ouverture spontanée devant se produire tôt ou tard, ont eu recours à l'ouverture sous-cutanée. Notre collègue Dolbean agissait ainsi. Mais il arrive encore qu'après deux ou trois ponctions, il reste une fistule avec ses dangers. Nous connaissons aussi les échecs que donnent les ponctions capillaires et l'aspiration. On se rappelle que Nélaton les ponctionnait avec un gros trocart et faisait des lavages dans la poche. Tout cela échouait, et j'en étais arrivé à un nihilisme chirurgical à ce sujet. C'est alors que j'ai employé le Lister.

« J'ai ouvert un certain nombre d'abcès, et je puis dire que les accidents inhérents à l'ouverture de ces abcès sont nuls ; j'ajoute que la suppuration de ces vastes poches se réduit à très peu de chose ; il y a là une facilité de réparation qui étonne véritablement. »

M. Panas a publié dans la *Gazette hebdomadaire de médecine et de chirurgie*, année 1878, les résultats cliniques obtenus dans son service de Lariboisière, par le pansement de Lister. Nous y avons trouvé un chapitre spécial ayant trait aux abcès par congestion, et un de ses élèves, M. Valadier, en a fait le sujet de sa thèse inaugurale (Paris, 1879). Dans ce travail sont rapportées un certain nombre d'observations, toutes en faveur de la méthode ; dans la plupart il ne s'agit que d'abcès ossifluents de petit volume ; nous ne trouvons que trois observations d'abcès de la fosse iliaque et du pli de l'aine que nous résumons :

Obs. 2. Rehn Alphonse, entré le 15 avril 1877. Abcès froid de la région iliaque droite, datant de six mois. Ouverture de 5 centimètres au Lister le 21 avril. Dénudation de l'os iliaque. Guéri sans fièvre le 30 avril suivant.

Obs. 7. Chavaloff Berthe, vingt ans, entrée le 22 octobre 1877. Abcès froid volumineux, face postérieure de la cuisse droite, datant d'un mois. — Ouverture de 10 cent. le 27 octobre ; pas d'os dénudé ; un verre de pus. N'a pas eu de fièvre ; guérie le 10 décembre 1877.

Obs. 10. Mansier Alexandre, 24 ans ; entré le 12 novembre 1877.

Abcès froid région trochantérienne droite, de six mois, volume d'une orange. — Ouverture le 24 décembre ; pas de dénudation de l'os, mais l'abcès remonte au périnée. — Température 38° à 39° pendant cinq jours, puis apyrexie. Depuis lors jusqu'à aujourd'hui, trajet suppurant à peine.

État général excellent.

Aucun de ces abcès, sauf peut-être le dernier, ne nous paraît lié au mal de Pott, aussi la conclusion de M. Panas en fait-elle à peine mention. Nous y reviendrons.

Lucas-Championnière a appliqué la méthode de Lister à l'ouverture des abcès par congestion ; quoique nous n'ayons pas trouvé de cas relaté par cet auteur, nous devons cependant résumer l'opinion qu'il émet dans son livre ; il conclut énergiquement en faveur de l'ouverture listérienne.

« Le traitement des abcès par congestion, dit-il, est certainement une des applications les plus difficiles de la chirurgie antiseptique, mais c'est aussi l'une des plus précieuses. Ces abcès sont restés jusqu'à ce jour des *noli me tangere ;* on ne les abordait qu'avec une répugnance extrême. Si on veut les ouvrir antiseptiquement on obtient un premier résultat ; l'évacuation du liquide n'est pas suivie de l'inflammation de la poche. Si le pan-

sement est longtemps continué, la poche finit par se réduire à une fistule étroite, et il peut arriver que la lésion
osseuse guérit spontanément.

« L'ouverture doit être suffisante pour un écoulement
très facile et pour le passage du drain. Pour les abcès
migrateurs venus de loin, de la colonne vertébrale, il est
préférable de les ouvrir simplement sans les laver.

« Quel est le résultat de l'opération ? La poche se rétrécit
et une partie des parois s'accole ; la guérison se fait lentement, sans fièvre, sans complication chirurgicale.

« Le traitement de ces abcès demande une rigueur extrême dans l'application du pansement, car si l'on venait
à échouer, il ne s'agirait pas d'une guérison retardée,
mais souvent d'une terminaison fatale, comme dans le
cas où on ouvre ces poches sans précaution. »

Pour les grands abcès, cet auteur emploie des injections au chlorure de zinc au dixième ; il ajoute ce complé-
ment à la méthode dans des cas où il n'est pas bien sûr
de la qualité du pansement et des précautions antiseptiques.

Il a fait deux de ces injections chez un jeune homme
porteur d'une immense poche purulente de la région
dorso-lombaire. La guérison survint assez rapidement, et
dix mois après il n'y avait pas eu de récidive.

On trouvera dans une de nos observations un cas
d'abcès traité par l'injection au chlorure de zinc. C'est
un agent modificateur énergique qui a donné un résultat
excellent dans ce cas observé à la clinique de M. Poncet.

Il serait trop long de citer ici tous les chirurgiens qui
ont adopté le pansement antiseptique, les uns en se conformant exactement aux indications et au manuel opé-

ratoire de Lister, les autres la modifiant et le perfection-
nant. Parmi les derniers on compte les professeurs
Langenbech, de Berlin, Thiersh, de Leipzig, et Bilroth, de
Vienne ; ces modifications sont de peu d'importance et ne
permettent pas de séparer leur pansement du véritable
Lister.

Terminons cet exposé par le rapport du docteur du
Pré au sujet des abcès par congestion, dans son chapitre
sur la chirurgie de Lister à Londres.

« On conseille de ne pas ouvrir les abcès par congestion
en général. Mais lorsque ces lésions peuvent être traitées
antiseptiquement, leur pronostic change du tout au tout ;
nous avons pu voir ici (dans le service de Lister) deux
cas d'abcès par congestion de l'aine, avec carie des vertébres dorsales, dont la suppuration, après l'ouverture de
l'abcès, s'est complètement tarie, et la plaie extérieure
fermée ; afin de ne pas réveiller le processus ulcératif
éteint dans les vertébres primitivement malades, le professeur a soin, même après la guérison complète de l'abcès,
de maintenir ses malades pendant un certain temps, dans
l'immobilité la plus grande possible ; ce qui peut d'ailleurs légitimement faire croire à la guérison définitive,
c'est l'aspect extérieur de ces malades qui est bon, et
leur embonpoint qui augmente ; qu'on se rappelle les
phénomènes qui suivent l'ouverture d'un abcès par congestion traité par la méthode ordinaire, même par l'aspiration sous-cutanée ! »

G.-W. Callender, de Londres, recommande le mode de
traitement suivant : on ouvre l'abcès, s'il n'est déjà ouvert, assez largement pour y introduire le doigt ; on le
vide du pus qu'il renferme aussi complètement que pos-

sible, puis on injecte de force une solution chaude d'acide
phénique à 1 pour 30 de manière à distendre la poche ;
puis il laisse écouler le liquide injecté, place un tube à
drainage et le recouvre d'un morceau de lint trempé dans
l'huile phéniquée. C'est un Lister modifié par un des partisans de la méthode dès son apparition. Le chirurgien
anglais a ainsi traité avec succès un abcès résultant d'un
mal de Pott et un abcès froid de la région lombaire chez
un enfant ; il a vu que les abcès symptomatiques d'une
carie osseuse peuvent se réduire ainsi à l'état de sinus ne
donnant aucune suppuration.

Le cadre restreint de ce travail ne nous permet pas de
passer en revue tous les procédés d'ouverture des abcès
par congestion qui se rapprochent plus ou moins de la
méthode de Lister. Sous toutes les formes, l'acide phénique a donné des succès, et l'on peut presque sans erreur
renvoyer les détracteurs de la méthode aux numéros de
la *Lancette* anglaise, où ils pourront à chaque page trouver un fait heureux dû au pansement et aux précautions
listériennes.

Depuis 1875, le pansement antiseptique a acquis droit
de cité à Lyon. Modifié dès son introduction, il a changé
aussi la statistique chirurgicale de nos hôpitaux. Enfin
il a pu être employé dans toute son intégrité et suivant
les principes de son auteur. Il est aujourd'hui le seul
admis pour les opérations qui paraissent comporter le
moindre danger ; son application à quelques cas d'abcès
par congestion, la plupart provenant de la colonne vertébrale, fera l'objet du prochain chapitre.

CHAPITRE V

OBSERVATIONS

Observation I. — *Mal de Pott. Abcès par congestion. — Ouverture, Guérison.*

M*** Vital, 20 ans, né à Saint-Martin-d'Ollières (Puy-de-Dôme), cultivateur à Azérat (Haute Loire),entré le 15 mars 1880 à l'Hôtel-Dieu de Lyon, salle Sainte-Marthe, n° 17. — Cet homme a toujours joui d'une bonne santé. On ne trouve dans ses antécédents ni scrofule ni rhumatisme. L'affection pour laquelle il entre à l'hôpital remonte à six mois environ. Elle est arrivée sans cause appréciable.

Il se plaint de souffrir légèrement au niveau de la colonne lombaire; la pression est cependant peu douloureuse; pas de gibbosité, pas de paraplégie, les forces musculaires sont bien conservées.

À son entrée, on constate la présence d'un abcès volumineux a la face antéro-interne de la cuisse droite; on sent nettement la fluctuation, que l'on perçoit aussi au-dessus du ligament de Fallope, dans la fosse iliaque.

L'abcès augmente rapidement; son volume est tel qu'il menace de disséquer les muscles de la cuisse. La peau est intacte.

Opération le 31 mars 1880. Pas d'anesthésie. M. Létiévant fait au bistouri une incision de 10 centimètres environ, au niveau du tiers supérieur de la cuisse. Pulvérisations phéniquées, lavage des mains et des instruments, toutes les précautions listériennes sont exactement observées.

Il sort de l'abcès un litre environ de pus épais, contenant des débris osseux et notamment un fragment qu'on reconnaît appartenir à une vertèbre. Suture de la plaie; on place un drain à l'angle inférieur de l'ouverture et on le coupe au ras de la peau. Pansement de Lister.

Pendant l'opération, on reconnaît au pli de l'aine gauche un nouvel abcès qui avait jusqu'alors échappé aux investigations.

Le soir, le malade va bien, il n'a pas de fièvre, il ne souffre pas. Le pansement est renouvelé tous les trois jours. Le pus s'écoule régulièrement, peu abondant. Pas de rougeur de la plaie; état général excellent, pas de fièvre.

Suites simples. Le malade sort de l'hôpital le 26 mai; il n'a pas de fistule.

Le pansement de Lister a toujours été fait, soit par M. Létiévant lui-même, soit par son interne, notre excellent collègue, M. Montaz, à qui nous devons cette observation.

Obs. II. — *Mal de Pott. Abcès volumineux de la fosse iliaque droite et de l'aine. — Ouverture au Lister. — Guérison avec une fistule* (communiquée par M. Poncet).

J... X***, 19 ans, est entré au mois de mars 1879 à l'hôpital de la Croix-Rousse, salle Saint-Eucher, service de M. Poncet.

Cet enfant est porteur d'un mal de Pott, occupant la région dorso-lombaire avec gibbosité très apparente; il existe dans la fosse iliaque droite un vaste abcès ayant franchi l'arcade crurale correspondante, et faisant une saillie volumineuse à la partie interne de la cuisse. La fluctuation est des plus nettes, les deux collections purulentes communiquent ensemble. La pression, au niveau de la gibbosité est à peine douloureuse.

Le début de la maladie remonterait à trois ans, au dire du petit malade, qui est pâle et amaigri ; il est resté pendant de longs mois immobilisé.

Le 21 mars, l'enfant étant placé sur le pelvi-cuvette, dont M. Poncet se sert toujours pour faire des lavages, des irrigations sur la région pelvienne, toutes les précautions antiseptiques ayant été prises, ce chirurgien pratique sur la masse fluctuante, à la partie interne de la cuisse, une incision de 4 centimètres. Il s'écoule trois quarts de litre environ d'un pus séreux avec de nombreux grumeaux. On prend grand soin de n'exercer aucune pression sur la poche. Dans l'ouverture, on place un drain de moyen calibre (celui d'une plume à écrire) mesurant 6 centimètres de longueur. De nombreuses couches de gaze sont alors appliquées; le pansement antiseptique est fait dans toute sa rigueur, et le malade est immobilisé dans une grande gouttière.

22 mars. Temp. rectale 37° 7. L'enfant a mangé et dormi comme de coutume. On change le pansement avec la plus grande précaution. La gaze est imprégnée d'un liquide légèrement sanguinolent, qui n'est pas venu jusqu'à la surface garantie par le mackinstosh. — Point d'odeur, soit du liquide, soit du drain.

23 mars. — État général aussi satisfaisant. Le pansement est renouvelé; temp., 37° 6.

Les jours qui suivent ressemblent aux deux premiers; il n'y a eu à aucun moment de la fièvre ni de la douleur.

Lorsque M. Poncet quitta la Croix-Rousse pour l'Hôtel-Dieu, le 6 avril, le drain avait été enlevé depuis quelques jours; la poche était complètement revenue sur elle-même, mais il restait un petit trajet fistuleux par où s'écoulait un peu de liquide séreux. Le pansement n'était changé que tous les trois jours.

A la fin du même mois, le malade sortait de l'hôpital pour aller à la campagne. Le petit trajet fistuleux persistait.

Obs. III. — *Mal de Pott, abcès par congestion; ouverture, guérison.*

Louis A***, 40 ans, de Vesseaux (Ardèche), entré à l'Hôtel-Dieu de Lyon, salle Saint-Louis, n° 46, service de M. Mollière, le 8 février 1880. La lésion vertébrale remonte à plusieurs années. Consécutivement, méningite spinale, paraplégie, douleurs fulgurantes et épilepsie spinale.

Depuis plusieurs mois, un abcès est venu faire une saillie volumineuse à la face antérieure de la cuisse droite.

Le 8 mai, opération sous le nuage phéniqué. M. Mollière incise l'abcès au tiers supérieur et externe de la cuisse; il fait deux ouvertures à 15 centimètres de distance, à travers lesquelles il fait passer un drain de gros calibre.

Pansement de Lister.

Le malade n'a presque pas eu d'élévation de température; il n'a jamais eu de frisson. Chaque jour on refait le pansement. Irrigation du foyer de l'abcès avec de l'eau phéniquée. Un mois et demi après l'opération, on retire le drain. La cicatrisation de l'ouverture a été complète en très peu de temps.

31 octobre, l'abcès ne s'est pas reformé. Ce malade est encore dans le service de M. Mollière : il y a trois mois, août 1880, application de pointes de feu sur la région vertébrale. Aujourd'hui son mal de Pott persiste avec une paraplégie presque complète.

Obs. IV. — *Mal de Pott, abcès lombaire, Ouverture. Pansement de Lister. Guérison.*

L.*** Joseph, 29 ans, chapelier, entre à l'Hôtel-Dieu, salle Saint-Philippe, n° 29, le 3 juin 1880. Ce malade présente au sommet du poumon droit des signes non douteux d'induration.

Il y a trois ans, sans cause appréciable, il s'aperçut de la présence d'une petite tumeur de la grosseur d'une noix siégeant à la région dorsale, au voisinage de la colonne vertébrale, à la hauteur des dernières vertèbres dorsales.

Depuis le début, cette tumeur a augmenté peu à peu de volume jusqu'à ce jour. A l'examen, on trouve dans la région lombaire du côté gauche, une tumeur étalée en surface, peu saillante, lisse, fluctuante, large de 15 centimètres environ à sa base. A la partie inférieure, elle s'étend jusqu'à la crête iliaque, en haut elle s'étend jusqu'à la huitième dorsale. La peau est distendue, non ulcérée ; au niveau de la première lombaire, la pression fait reconnaître un point douloureux.

3 juillet, opération. Anesthésie, vapeurs antiseptiques et précautions habituelles du procédé listérien. M. Poncet fait avec le bistouri une incision transversale de 7 centimètres allant de la colonne vertébrale à l'épine iliaque antéro-supérieure. Écoulement abondant de pus. Râclage de la cavité à l'aide de la curette de Volkmann. Réunion des lèvres de la plaie par huit points de suture. On place un drain phéniqué et on applique le pansement de Lister.

4 juillet. État satisfaisant. La plaie n'a pas de gonflement, elle n'est ni rouge ni douloureuse. Deuxième pansement listérien.

6 juillet. Très bon état général ; on enlève quelques points de suture ; le drain est diminué de longueur, lavé et replacé. Pansement de Lister.

10 juillet. État excellent. Tous les points de suture ont été en-

levés. La réunion immédiate s'est faite sur la plus grande étendue de l'incision, la suppuration est presque nulle.

12 juillet. Le malade va beaucoup mieux, il demande sa sortie; la douleur lombaire a beaucoup diminué.

Obs. V. — *Mal de Pott. Trois abcès par congestion, Ouverture et drainage. Guérison.*

Verp... Claude, 20 ans, d'Oullins, entre à l'Hôtel-Dieu de Lyon, salle Saint-Philippe, n° 5, le 26 juillet 1880. Ce malade se plaint de douleurs à la région lombaire ; à ce niveau la pression est douloureuse. Il y a trois mois, apparition d'une tumeur à la face antéro-interne de la cuisse droite.

À son entrée, on constate de la douleur à la pression de la région lombaire, mais pas de gibbosité. Sur la face antéro-interne de la cuisse droite, tumeur volumineuse, fluctuante. Dans la fosse iliaque du même côté, tumeur fluctuante communiquant avec la première. Enfin, en arrière, au niveau de la crête iliaque droite, existe une autre tumeur, qui, tout d'abord, ne paraît pas communiquer avec les précédentes, mais dont la communication a été constatée plus tard, au moment de l'opération.

Diagnostic. Trois abcès par congestion communiquant entre eux, et dépendant d'une carie osseuse siégeant à la colonne lombaire.

31 août. — Opération, anesthésie, vapeurs antiseptiques etc.

M. Poncet fait une incision de 5 centimètres à la région postérieure au niveau d'un point fluctuant. Il sort par l'ouverture une assez grande quantité de pus. En pressant sur l'abcès de la cuisse, on fait sourdre du pus par l'ouverture du dos.

2° Incision de l'abcès de la cuisse. Pus abondant. — Lavage de la plaie, drainage et pansement de Lister.

Le soir de l'opération, état local bon; pas de réaction fébrile. Peu de suppuration. Les drains sont soigneusement lavés et remis en place — Pansement de Lister.

1er septembre. — État très satisfaisant, pas de douleur, pas d'odeur ; suppuration très peu abondante. Le pus qui s'écoule à la pression, contient des grumeaux qui obstruent l'ouverture. Le drain est lavé et replacé. — Pansement de Lister.

2 sept. — État général excellent. Pas de douleur, pas de gonflement ; suppuration assez abondante ; quelques grumeaux obstruent

le drain ; pas de rougeur au niveau de l'incision. — Pansement de Lister.

3 sept. — État général toujours très bon, pas de fièvre, pas de douleurs ; la suppuration est très peu abondante ; la plaie est en bon état. Pansement.

A partir de ce jour, les pansements se font tous les deux ou trois jours. — Le malade n'a pas eu de fièvre.

30 sept. — L'état général est parfait ; la plaie de la *région iliaque* est à peu près cicatrisée.

OBS. VI. — *Abcès par congestion de l'aine. Ouverture ; amélioration rapide.*

Mᵐᵉ Eugénie, 15 ans, de Rive-de-Gier, entre à l'Hôtel-Dieu de Lyon le 24 juin 1880 ; elle est couchée au nᵒ 24 de la salle Sainte-Anne. Cette malade porte un abcès qui fait saillie à la face antéro-interne de la cuisse droite.

24 août. — Incision au bistouri au niveau du tiers supérieur et du tiers moyen de la cuisse. — Il s'écoule une grande quantité de pus : irrigations phéniquées, lavages de la plaie, drainage et pansement de Lister.

25. La malade a eu après l'opération des vomissements qu'il faut, croyons-nous, rapporter à l'anesthésie. — Amélioration à la visite du matin. Dans le pansement, on trouve un peu de sang, mais pas de pus, pas d'odeur, pas de gonflement. — Pansement de Lister.

26. — État général excellent. Pas de fièvre. La plaie a un très bon aspect ; pas de gonflement. — Pansement de Lister. Le drain est lavé et remis en place ; pas de pus.

27. — État satisfaisant. La malade n'a pas eu de fièvre, pas de douleur ; un peu de pus à la pression. — Drain ; pansement de Lister.

28. — État général et local assez bons. — Ni gonflement ni douleur ; suppuration un peu abondante, un peu d'odeur.

1ᵉʳ sept. — La plaie marche très bien. La suppuration est peu abondante ; pas de fusée purulente, pas d'odeur.

4 sept. — État excellent. La plaie est en très bon état, il ne s'écoule plus de pus à la pression.

OBS. VII. — *Abcès par congestion de la région dorso-lombaire. Ouverture. Guérison rapide.*

B... Jean, 40 ans, cultivateur, de Saint-Pierre; entre le 29 mai 1880, salle Saint-Philippe n° 2, service de M. Poncet. Ce malade quoique beaucoup amaigri dit avoir toujours joui d'une excellente santé. — On ne trouve rien à l'examen des poumons.

Au mois de mars 1880, il ressentit quelques douleurs dans la région dorsale, du côté gauche à la base du thorax, en même temps qu'il s'aperçut d'une tuméfaction qui siégeait à ce niveau. Cette tuméfaction a augmenté graduellement jusqu'à son entrée à l'hôpital. A l'examen, on voit dans la région dorsale gauche, au niveau de la courbure des fausses côtes, une tumeur allongée, à base large, peu saillante, sans changement de couleur à la peau. Cette tumeur est molle, fluctuante, non réductible.

4 juin. — Opération avec les précautions habituelles de la méthode listerienne. Anesthésie. Incision au bistouri large de dix centimètres environ. Écoulement de pus très abondant, râclage de la cavité avec la curette. Lavage phéniqué. M. Poncet fait une cautérisation au chlorure de zinc liquide. La plaie est réunie par sept points de suture, un drain est placé à la partie déclive. — Pansement de Lister.

5 juin. — État excellent, point de fièvre; ni gonflement ni douleur; le drain est lavé et replacé. — Pansement de Lister.

T° Matin, 37°, 5.

— Soir, 37° 8.

11 juin. — La température a atteint son maximum, 38° 5, le 8 au soir; depuis elle a constamment baissé pour revenir à la normale le 10. — État excellent, réunion immédiate presque complète, peu de suppuration; on enlève tous les points de suture, sauf celui qui touche le drain. — Le tube est diminué de longueur, lavé et remis en place.

15 juin. — État excellent, pas de douleurs, pas de gonflement, souplesse des tissus. — Suites simples.

28 juin. — Le malade demande sa sortie. La réunion est à peu près parfaite.

OBS. VIII. — *Mal de Pott lombaire. Abcès par congestion de la fosse iliaque. — Ouverture.*

T... Antoine, 36 ans de Chamagnieu, Isère, entre à l'Hôtel-

Dieu, salle Sainte-Marthe n° 16, le 21 septembre 1880, service du professeur Létiévant. Il fait remonter le début de son affection à deux ans; jusqu'en 1878 il a joui d'une bonne santé. L'année dernière il dut cesser de travailler, à cause de douleurs lombaires n'ayant pas de point bien déterminé. Il était sujet à des malaises fréquents, perte d'appétit, digestions difficiles; il avait parfois des frissons. — La marche était encore facile et il n'a jamais eu d'engourdissement ni de fourmillement dans les membres inférieurs.

A son entrée à l'hôpital, on constate une légère douleur au niveau de la colonne lombaire; le malade ne peut se courber; quelques douleurs peu vives à l'exploration de l'abdomen.

On voit dans la fosse iliaque gauche, à deux ou trois travers de doigt au-dessus de l'arcade crurale une tumeur fluctuante qui a apparu il y a trois semaines.

Diagnostic. — Abcès par congestion de la fosse iliaque, consécutif à une carie lombaire.

Opération le 25 septembre selon la méthode de Lister. Pas d'anesthésie préalable. M. Létiévant fait, au point indiqué par la fluctuation, une incision couche par couche longue de 6 centimètres environ et suivant la direction du ligament de Fallope.

Issue d'une grande quantité de pus, près de deux litres.

Exploration de la poche et lavage avec la solution phéniquée aux 25 pour 1000. — L'opérateur rejoint les lèvres de la plaie par plusieurs points de suture et introduit dans l'angle inférieur un drain de 10 centimètres de longueur.

Pansement de Lister recouvrant tout l'abdomen et la moitié supérieure de la cuisse gauche.

L'état du malade s'est amélioré depuis l'ouverture de l'abcès; il souffre moins, n'a plus de frissons et reprend peu à peu de l'appétit.

1er Pansement le 29 septembre. Les bords de la plaie sont légèrement rosés, non douloureux.

Le malade n'a eu ni fièvre ni frissons; la température prise dans le rectum matin et soir, accuse les chiffres suivants :

26 septembre	matin	37° 4
— —	soir	38° 4
27 —	matin	38° 4
— —	soir	38° 3

28	—	matin	37° 5
—	—	soir	38° 4
29	—	matin	37° 5
—	—	soir	38°
30	—	matin	37° 5
—	—	soir	38° 2
1er octobre		matin	37° 6
—	—	soir	38° 4

2 octobre. — Pansement de Lister. T° r° 37° 5.

L'état général est bon, les douleurs lombaires et abdominales sont à peu près nulles. — L'écoulement du pus est très peu abondant.

Du 2 octobre au 24, on fait le pansement tous les quatre jours. La température reste bonne. Le malade condamné au repos absolu ne se plaint pas de souffrir; son état général continue d'être bon; la suppuration est bien peu marquée, presque séreuse. Le pansement est toujours l'objet des plus minutieuses attentions.

24 oct. — Des changements se font dans les services. L'état général et local se maintient jusqu'au 27 octobre; ce jour-là, le malade a une élévation de température; le soir le thermomètre indique 38°. — On fait le pansement tous les matins.

A partir de ce moment, la fièvre prend un type franchement intermittent quotidien; normale le matin, elle atteint le soir et quelquefois dépasse 39°. Cependant l'état général est toujours assez bon, et la plaie présente un bon aspect.

Du 1er au 12 novembre, la température baisse et redevient presque normale; le malade a bon appétit, pas de troubles digestifs; il a un peu maigri.

Le 13 novembre, la fièvre reparaît et reprend le même type, variant entre 37, 4 le matin et 39° le soir (dans le rectum).

Même état pendant tout le mois de novembre, le pansement est fait très régulièrement tous les matins par les internes et les externes en service, puis tous les trois jours seulement à partir du 26 novembre.

1er décembre. — La fièvre persiste avec les mêmes allures; état local très satisfaisant; l'ouverture donne toujours un peu de pus séreux. — Le malade ne ressent plus de douleur à la région lombaire, il peut se tenir soit sur le côté, soit assis dans son lit. Le pansement est fait tous les trois jours.

10 décembre. — L'état est toujours le même, le malade se plaint de souffrir du côté droit.

13 décemb. — Amélioration subite, la température baisse sensiblement, elle s'élève à 38° 1 le soir. Un nouvel abcès se montre au pli inguinal du côté droit.

Depuis l'opération du 25 septembre, le malade ne ressent plus de douleur dans la colonne vertébrale.

Obs. IX. — *Mal de Pott. Abcès par congestion. Ouverture antiseptique.*

B... Marie Victorine, 21 ans est entrée à l'Hôtel-Dieu de Lyon le 28 octobre 1880, salle Sainte-Anne, n° 15.

Cette jeune fille a eu une santé parfaite pendant toute son enfance et sa jeunesse. On ne trouve dans son passé aucun antécédent diathésique, aucune manifestation scrofuleuse.

Elle fait remonter à trois ans le début de la maladie pour laquelle elle entre à l'hôpital. A la suite d'un refroidissement, ses règles furent supprimées, elle éprouva des malaises et des douleurs lombaires assez vives. Au bout de quelque temps, ces symptômes s'amendèrent, et elle put reprendre ses occupations.

Un an après, réapparition des douleurs, cette fois plus aiguës, plus étendues, parfois sous forme de douleurs en ceinture avec irradiation à la racine des cuisses.

Traitée pour une affection rhumatismale, elle alla tantôt mieux, tantôt plus mal. — Dans le courant de cette année, sentant le mal empirer, elle consulta de nouveau, et fut envoyée à Aix en Savoie où elle prit des douches. Après trois semaines de ce traitement, elle vit apparaître à la partie supérieure et interne de la cuisse gauche une tumeur qui s'accrut rapidement.

Deuxième saison à Aix en septembre; une seconde tumeur se forme à la face externe de la cuisse gauche.

A son entrée à l'Hôtel-Dieu, les deux tumeurs sont volumineuses, très fluctuantes; la peau qui les recouvre n'est pas encore altérée, sans rougeur, mais tendue, surtout au niveau de la région trochantérienne, qui est assez douloureuse à la pression. Il y a là une véritable dissection des muscles de la cuisse, car les deux poches communiquant, la fluctuation se transmet facilement de l'une à l'autre. L'articulation coxo-fémorale est intacte; le mouvement de flexion de la cuisse est limité par la présence des deux tumeurs.

On sent dans la fosse iliaque gauche une vaste tumeur très fluctuante, allongée, atteignant la colonne lombaire. Cet abcès communique avec les deux précédents. Dans la fosse iliaque droite, empâtement, tuméfaction; on perçoit la fluctuation.

Douleurs spontanées du rachis au niveau des premières lombaires. La pression et la percussion des apophyses épineuses ne les augmentent pas. Pas de déformation, pas de trouble de la sensibilité ou de la motilité des membres inférieurs. La marche s'exécute assez facilement.

L'état général est bon, un peu de chloro-anémie.

9 décembre. Opération. Sous le nuage antiseptique, M. Poncet fait une incision de 3 centimètres environ, au niveau du grand trochanter; écoulement d'un demi-litre de pus assez louable. Réunion de la plaie par des sutures, en réservant un passage pour le drain.

En raison de la situation de l'ouverture dans une partie déclive et de l'abondance de l'écoulement du pus qui souillerait les pièces du pansement et annihilerait rapidement leurs propriétés antiseptiques, M. Poncet a imaginé de faire communiquer par un long drain la cavité de l'abcès avec un réservoir rempli d'eau phéniquée à 50/1000, de façon à favoriser l'écoulement des liquides et à rendre impossible l'introduction de l'air. Les pièces du pansement sont fixées avec soin autour du drain, et la coaptation est rendue aussi parfaite que possible. Le soir de l'opération, la malade ne ressent aucune douleur, elle est gaie; température axillaire 36° 2.

10 décembre. État général excellent. Température normale.

12 décembre. L'écoulement a beaucoup diminué, on supprime le tube pour le remplacer par un petit drain fixé verticalement dans l'ouverture. L'état général est toujours parfait.

La malade ne ressent plus de douleurs le long de la colonne lombaire, ni dans la fosse iliaque; le point douloureux trochantérien, dû probablement à la présence du pus, a disparu.

16 décembre. État général excellent, température normale, pas de douleurs. La plaie est en parfait état et suppure à peine.

17 décembre. Même état que la veille. Il ne sort presque pas de pus à la pression de la cuisse et de la fosse iliaque ; on cessa de prendre la température ; état moral excellent.

Obs. X. — Nous trouvons dans le *Boston medical and surgical Journal*, une observation très intéressante de L.-A. Sayre. — *Abcès par congestion dépendant d'un mal de Pott, ouverture par la méthode antiseptique. Guérison.*

J'ai là un enfant que l'on me présente comme souffrant d'une grosse hernie dans l'aine gauche. Le diagnostic me paraissait douteux, il y avait de la fluctuation, et comme je ne tardai pas à découvrir une maladie de la colonne vertébrale, j'en tirai la conclusion qu'au lieu d'une hernie, nous avions affaire à un abcès psoas (par congestion).

Depuis, la tumeur est devenue rouge et luisante ; la justesse de notre diagnostic étant confirmée, et le moment était proche où il fallait ouvrir l'abcès.

Je me propose de le faire aujourd'hui antiseptiquement, selon la méthode de Lister, que je considère comme un des plus grands progrès de la chirurgie de notre siècle.

Au début de l'opération, je me passe d'abord les mains dans une solution phéniquée au vingtième, et je lave également la peau qui recouvre notre énorme tumeur de l'aine gauche. Le nuage phéniqué convenablement dirigé (d'une distance de deux pieds environ), je fais mon incision avec le bistouri qui, comme mes mains, a été plongé dans la solution antiseptique.

Vous voyez qu'il y a une grande quantité de pus, et la pression des muscles abdominaux dans les efforts que fait l'enfant pour crier, le projette à une grande distance en un jet vigoureux. Ensuite je fais évacuer en pressant avec les deux mains tout le pus qui peut sortir et, alors, à travers l'ouverture du bistouri, j'introduis un tube-drain carbolisé, ayant bien soin de le faire arriver au fond de la cavité. Après lui avoir passé un fil pour l'empêcher de glisser, je le sectionne au niveau de la surface cutanée.

En dernier lieu, j'applique le pansement de Lister consistant d'abord en une pièce de soie huilée et phéniquée, puis le nombre réglementaire des couches de gaze antiseptique, enfin le mackintosh ; tout cela est maintenu par des bandes de gaze passées autour de l'abdomen et étendues jusqu'à une certaine distance sur la cuisse gauche.

Ayant maintenant observé minutieusement toutes les règles de l'opération et du pansement, je pense avoir raison en vous prédisant une issue heureuse.

12 février (deux semaines après l'opération), la température n'a jamais dépassé 100° F. (37° 7, thermomètre centigrade); le pouls n'a pas été au delà de 96.

Le malade n'a jamais eu de douleur. Il est à peu près guéri, l'abcès ne fournissant plus que quelques gouttes de suppuration.

Obs. XI. — Infirmerie royale d'Aberdeen. — *Abcès par congestion. Ouverture antiseptique. Guérison.* — Rapporté par le Dr Ogilvie Will, *Lancet*, 1878.

J. N***, 40 ans, souffrant d'une courbure de l'épine, au niveau des sept dernières vertèbres dorsales et de la première lombaire, remontant à plusieurs mois, fut admis à l'infirmerie pour un abcès psoas de l'aine gauche. Nous résumons ainsi son histoire :

Six mois avant son entrée, cet homme en faisant un exercice violent « sentit quelque chose qui craquait ».

Environ un mois après, il vit à l'aine gauche une petite tumeur qui augmentait graduellement de volume, mais ne s'accompagnait pas de douleur.

Il s'adressa alors au Dr Garden, qui, à trois reprises ponctionna et aspira la tumeur; il en sortit chaque fois une petite quantité de liquide, mais la tumeur diminuait à peine de volume. Comme il était évident que l'aspiration était insuffisante, ce malade fut envoyé à la salle de Jacob, pour que son abcès fût ouvert par la méthode antiseptique.

À cette époque, on voyait une tumeur large, tendue, fluctuante, située vers la face antéro-interne de la cuisse gauche, immédiatement au-dessous du ligament de Poupart, et présentant les signes habituels de l'abcès psoas.

Le 17 août 1877, la peau ayant été préalablement nettoyée par un lavage avec la solution phéniquée, l'abcès fut ouvert sous le nuage antiseptique. Il en sortit une quantité considérable de pus, contenant des flocons et des grumeaux. À l'aide de la pression digitale on fit sortir le reste du liquide, et des morceaux d'os provenant évidemment des pièces de la colonne vertébrale, furent ramenés par l'index introduit dans le foyer. Un long tube à drainage, de gros calibre, fut placé dans l'ouverture, et le pansement de Lister appliqué. Le tout était maintenu par un spica de bandes élastiques.

Il y a lieu de faire remarquer ici que sans ce bandage élastique il eût été difficile d'empêcher la pénétration des éléments putrides dans la plaie ; car cet homme sentait parfaitement d'un bout à l'autre de l'opération ; et, il était, « comme un des assistants, M. Glass, l'a fait remarquer », si plein de vie qu'il n'a pu être maintenu qu'avec peine. Ses mouvements étaient si brusques, que cinq fois par jour, il courait le risque de déplacer les pièces du pansement ; mais, avec l'aide de ce bandage, et de l'attelle de Liston que l'on dut lui appliquer, tout danger de ce genre a été écarté.

18 août. — On enlève le pansement sous les vapeurs antiseptiques, une petite quantité de sérosité rouge teint les pièces profondes.

Temp. 99° 4 F. (37°, 5 C.)

Pouls 92. — Pansement comme ci-dessus.

19. — Pas de signes d'inflammation de la plaie. Le drain est rempli de matière coagulée ; la pression fait sortir un peu de liquide séreux.

Temp. 99° 2 F. 37° 4.

Pouls 96.

21. — Écoulement séreux très peu abondant. Coagulums dans le tube. Pas d'inflammation.

Temp. 98° 8 F. ; 37° C.

Pouls 84.

23 août. — Toujours de la sérosité, mais en moindre quantité. Temp. 98° 6. Pouls 72.

5 septembre. — On remplace le drain par un autre plus petit.

À partir de ce jour, le retour à la santé fut constant. La cavité diminuait graduellement, obligeant ainsi de réduire de temps en temps le calibre et la longueur du drain.

Ces notes prises soigneusement par M. Aitken ressemblent à celles des jours précédents ; nous n'avons pas jugé utile de les continuer.

30 septembre. — L'écoulement augmente soudainement ; le liquide présente une légère teinte jaune, il est mêlé avec des cail-

lots, mais il n'y a pas de signes d'inflammation au niveau de
l'ouverture, pas de douleur à la pression, pas d'odeur. A ce moment, la température qui s'était un peu élevée les jours précédents, atteignit rapidement 102°, 4 (39; 1 C.) le pouls était à
100°. Les jours suivants elle tomba à 9 100° 9 (38° 8 C.) et le
pansement ne fut pas changé.

Le 14 octobre. — Température normale.

Durant les quatre semaines qui suivirent, l'écoulement fut
variable, mais la cavité de l'abcès ne cessa de s'oblitérer.

Le 5 novembre, en découvrant la plaie qui n'avait pas été pan-
sée depuis trois jours, on trouva un petit morceau de gaze tiaché,
ce morceau était directement appliqué sur l'ouverture. Un tube
très étroit, long d'un pouce, fut introduit sans difficulté ; le 12
novembre, il était réduit à un demi-pouce, et le 17 suivant il était
tout à fait enlevé. Après quoi, l'ouverture guérit rapidement et
le malade fut renvoyé de l'hôpital. Nous l'avons revu ici quelque
temps après, et depuis sa sortie il est en parfaite santé, il a pu se
livrer à de violents exercices sans en éprouver le plus léger inconvénient.

Obs. XII, tirée de l'ouvrage de M. G. du Pré sur la chirurgie antiseptique en Allemagne et en Angleterre. — *Ouverture d'un abcès
rétro-pharyngien par une incision cervicale. — Guérison.*

Ayant à traiter un abcès rétro-pharyngien provenant d'une carie des vertèbres cerviales, le docteur Chiene a eu dernièrement
l'idée de donner issue au pus, non par le pharynx, mais par une
incision extérieure, pratiquée sur le côté du cou, derrière le muscle sterno-mastoïdien. — L'opération a parfaitement réussi, elle a
été pratiquée du côté droit, l'abcès s'est entièrement vidé. — Un
drainage convenable a été établi au moyen d'un tube de Chassaignac, et toutes les précautions de *l'asepticisme* ont été observées
avec soin. L'opération a été faite le 30 avril 1878.

Le pansement a été renouvelé tous les trois ou quatre jours.
Le malade, qui est un jeune garçon d'une dizaine d'années, n'a
pas présenté la moindre élévation de température (37° — 37° 3 —
37° 1) sans plus de variation ; il accomplit toutes ses fonctions
normalement.

A la date du 12 août, la carie vertébrale est arrivée à complète guérison; la suppuration est tarie, et il ne reste plus qu'une petite plaie superficielle.

Obs. XIII. — *Abcès de la fosse iliaque droite. Ouverture. Gangrène de la plaie le huitième jour, mort.* — *Pas d'autopsie.* Ch*** Marie, 26 ans, de Lyon, entre à l'Hôtel-Dieu, salle Saint-Paul, n° 79, le 26 novembre 1880.

Pas d'antécédents scrofuleux ou tuberculeux chez les ascendants et les collatéraux. Réglée depuis l'âge de 18 ans, la menstruation a toujours été très irrégulière et fort peu abondante. Leucorrhée excessive, chloro-anémie prononcée.

A 22 ans, elle a eu des ulcères de jambe tenant à de petites dilatations variqueuses aujourd'hui guéries. Pas d'antécédent morbide à signaler. Migraines fréquentes. Elle s'est mariée à 25 ans et n'a pas eu d'enfant. Depuis son mariage, la menstruation est devenue régulière.

La malade est très excitable, mais elle n'a jamais eu d'hystérie ou d'épilepsie.

Elle fait remonter à trois mois environ le début de sa maladie. Elle ressentit d'abord des douleurs peu intenses, au niveau de la région inguinale droite, survenant de préférence l'après-midi quand la malade commençait à se fatiguer. Ces douleurs étaient augmentées par la marche, la station debout; la pression les exagérait encore.

Actuellement, persistance de la douleur au pli inguinal, la station debout est presque impossible, mais la marche est relativement peu pénible; le décubitus dorsal procure un soulagement marqué, surtout lorsqu'elle fléchit la cuisse sur l'abdomen. La palpation fait découvrir à la partie moyenne de l'aine un ganglion un peu douloureux de la grosseur d'une noix, sans inflammation des parties sus-jacentes.

En dehors de ce ganglion, le pli inguinal est soulevé jusqu'à l'épine iliaque antéro-supérieure par une tumeur fluctuante, peu saillante cependant. Mais c'est surtout au niveau de la crête et de l'épine antéro-supérieure que la pression est douloureuse. Pas de douleur dans la fosse iliaque, mais quand d'une main l'on comprime la tumeur inguinale, située tout entière au-dessous du ligament de Fallope, on sent le déplacement d'un liquide et une fluctuation profonde. Rien du côté de la hanche. Aucun point douloureux le long de la colonne vertébrale.

Pas de fièvre le soir. État général assez peu satisfaisant. Amaigrissement notable, pâleur de la face, décoloration des lèvres et des conjonctives. Pas de toux; la malade a eu, dit-elle, quelques hémoptysies et parfois des points de côté variant de siège et d'intensité. Pas de sueurs nocturnes, rien à l'auscultation des poumons. La respiration s'entend bien aux sommets, quoique le murmure vésiculaire soit un peu rude. Les bruits du cœur sont réguliers, pas de souffle; les fonctions digestives sont languissantes depuis le début de la maladie. Constipation habituelle.

Le 4 décembre, après avoir porté le diagnostic, abcès par congestion de la fosse iliaque sans préciser le point d'origine, le chirurgien, avec les précautions listériennes fait une incision de 7 centimètres au niveau du tiers externe du pli inguinal. Il sort une assez grande quantité de pus, 300 grammes environ. Le doigt introduit dans la plaie fait découvrir une fusée allant assez haut dans la fosse iliaque et dont on ne peut atteindre le fond. Peut-être le point de départ est-il dans la région vertébrale.

Réunion par première intention, on place un drain dans l'angle externe de la plaie.

8 décembre. — Depuis l'opération, insomnie, perte d'appétit.

Température R^{ale} 4		matin	normale.
—		soir	—
—	5	matin	—
—		soir	38° 5
—	6	matin	38° 5
—		soir	39° 4
—	7	matin	38° 5
—	8	soir	39° 4

Dans la nuit du 7 au 8, la malade a eu des vomissements jaunâtres très abondants, pas de douleurs abdominales. Borborygmes.

10 décembre. — Temp., matin. 38° 1, soir 39° 3.

Vomissements bilieux très abondants dans la journée d'hier. Quelques douleurs abdominales spontanées et à la pression, pas d'empâtement, constipation opiniâtre (lavement laxatif).

12. — La température ne dépasse pas 38° 4 le soir, tuméfaction

de toute la paroi abdominale et de la cuisse du côté droit ; douleurs très vives qui ne sont calmées ni par l'opium ni par le chloral. La potion de Rivière a fait cesser les vomissements. Perte des forces, constipation (lavement).

Par la plaie s'échappe une quantité assez notable de pus mal lié et des lambeaux de tissu cellulaire sphacélé.

13. — Les douleurs ont augmenté, la malade pousse des plaintes continuelles, son état général est de plus en plus mauvais ; persistance des vomissements.

On constate un sphacèle très étendu à la racine de la cuisse et sur les téguments qui avoisinent la plaie, sauf au niveau de la partie externe. Cautérisation au thermo-cautère ; la température est à 37° 6 le matin, elle s'élève le soir brusquement à 39° 7.

14. — La gangrène s'est encore étendue dans la nuit et a envahi les deux tiers supérieurs de la cuisse. Mort à sept heures du matin.

L'autopsie n'a pu être faite.

On nous signale en même temps deux cas de gangrène foudroyante à l'Hôtel-Dieu dans les services voisins, et un cas chez un malade de la ville. Nous livrons, sans les commenter, ces faits à l'appréciation.

RÉSUMÉ ET CONCLUSIONS

Nous avons, dans le cours de cette étude, longuement insisté sur les avantages et les inconvénients des nombreuses méthodes tour à tour préconisées. Chacune d'elles compte des succès, mais aussi toutes ont un passif dont il faut tenir compte. Avec Gerdy, nous dirons : « Il est difficile de porter un jugement sur les éléments divers de thérapeutique des abcès par congestion ; ils guérissent par une foule de moyens, mais leur indication relative est loin d'être déterminée. »

L'expectation est la méthode prudente par excellence ; elle ne compromet pas le chirurgien ; elle peut souvent exposer le malade. Si la résorption de l'abcès, malgré les lenteurs et les difficultés pratiques de l'application, a des chances d'être obtenue, surtout s'il s'agit d'enfants ou d'adultes encore jeunes et vigoureux, nous croyons qu'il faudra toujours la tenter, quitte à modifier plus tard notre ligne de conduite selon la marche et les progrès de l'affection. La résorption peut se faire, et nous en avons cité plusieurs exemples irréfutables.

Mais l'abcès marche ; il faut agir : la ponction est bien innocente une première fois ; en est-il ainsi des suivantes? Ne sera-t-elle pas l'origine d'une *fistule* interminable et de tous les accidents dont nous avons parlé? Nous ne saurions donc l'ériger en méthode, et tout au plus la réserverions-nous pour un malade refusant toute autre intervention, car l'ouverture qui se fera certainement d'elle-même, à plus ou moins bref délai, ne présentera pas de dangers plus menaçants que la fistule et la pénétration inévitable de l'air dans les deux cas.

Les injections iodées après la ponction nous paraissent dangereuses, quand il s'agit d'enflammer une vaste poche comme celle des abcès de la colonne vertébrale. Nous réservons ce moyen pour les petites collections purulentes et les trajets fistuleux éloignés d'une grande cavité splanchnique et d'appareils aussi irritables que le péritoine et les organes abdominaux.

Nous repoussons également l'incision simple telle que la pratiquaient Lisfranc et les auteurs cités dans le cours de ce travail ; malgré les succès qu'elle compte, elle est condamnée aujourd'hui par tous les chirurgiens.

Reste le drainage, seul ou suivi d'injections modificatrices ou antiseptiques : cette méthode qui est un acheminement vers le pansement de Lister a donné des succès non douteux à son auteur, et nous serions peut-être disposé à l'accepter comme étant la plus rationnelle et peut-être la moins offensive.

Lister draine avec grand soin, et cet emprunt au chirurgien français n'est probablement pas le moindre élément des succès qu'il obtient.

Le drainage combiné avec une antisepsie minutieuse,

une surveillance de tous les instants, tel est le secret des merveilleux résultats du chirurgien anglais.

Dans les treize observations que nous avons relatées, la guérison a été complète dans onze cas, douteuse dans un seul (observation 8). Devons-nous imputer au pansement de Lister la terminaison malheureuse rapportée dans notre dernière observation ? Nous avions affaire à une malade épuisée, au physique et au moral. D'où venait le pus ? il y avait des doutes marqués sur une provenance osseuse ; la colonne vertébrale était tout à fait indolente et l'abcès tendait à se faire jour au niveau de l'épine iliaque antéro-supérieure et non vers le côté interne du pli de l'aine comme les collections purulentes du mal de Pott. La malade a succombé à la gangrène foudroyante, en même temps que trois cas analogues étaient signalés en ville ou dans les hôpitaux. Nous nous abstiendrons de tirer une conclusion à cet égard.

Onze guérisons, un cas douteux, sur douze cas : malgré ce petit nombre, nous pouvons affirmer que la méthode de Lister offre au moins autant de succès que tous les autres traitements, et qu'elle doit prendre dans la thérapeutique des abcès par congestion le rang qui lui est dû. Nous terminerons par quelques considérations sur les indications du traitement de ces abcès.

Le pansement de Lister, dit Panas, ne peut avoir la prétention de tarir du coup la source du pus ; mais ce qu'on doit demander à cette méthode, c'est de permettre l'ouverture des abcès sans encourir le danger d'accidents fébriles et infectieux graves. Cependant ce serait aller au delà de notre pensée que de croire que nous préconisons l'ouverture immédiate de tout abcès par congestion. Cette réserve nous paraît surtout nécessaire, alors qu'on a affaire à ces vastes collections purulentes qui ont pour point de départ une maladie de la colonne vertébrale.

Tout en nous associant aux sages réserves de ce chirurgien, nous nous permettrons de tracer ainsi les indications du traitement de ces abcès.

Indication capitale : nécessité absolue d'un traitement général bien dirigé; de bonnes conditions hygiéniques, le séjour à la campagne sont des moyens puissants, et c'est par les toniques, vins généreux, quinquina, alimentation réparatrice, et les antiscrofuleux, iode, huile de foie de morue, etc., qu'il faut seconder le travail d'organisation de la nature; pour l'état local, la source du pus, nous avons la cautérisation transcurrente, les cautères permanents et les moxas le long de la colonne vertébrale. Les badigeonnages de l'abcès à la teinture d'iode nous paraissent inutiles; cependant le malade verra toujours avec plaisir un moyen qui s'adresse à la lésion qu'il voit. L'immobilisation prolongée dans une gouttière (Bonnet) est de toute rigueur; il ne faut pas craindre de forcer le malade à ce repos, car ce n'est qu'à ce prix qu'on obtiendra la résorption et la disparition de ses abcès. Cette heureuse terminaison marque ordinairement la guérison ou tout au moins l'amélioration de la lésion vertébrale.

Mais si l'abcès marche, s'il augmente rapidement, s'il a de la tendance à fuser dans toutes les directions et à décoller les tissus, alors il faut intervenir et c'est par l'ouverture large, l'écoulement facile du pus, qu'il faudra arrêter sa marche envahissante. Le pansement de Lister, méthodiquement appliqué, minutieusement surveillé, nous paraît le seul qui réponde à cette indication. Pour M. Poncet, le critérium d'un pansement bien fait est l'absence complète d'odeur, soit des liquides, soit du drain et des autres pièces du pansement.

Nous terminerons ainsi nos conclusions :

Favoriser et tenter la résorption des abcès par congestion toutes les fois qu'elle paraît possible.

. Sinon, ouvrir largement par la méthode antiseptique de Lister.

BIBLIOGRAPHIE

CALLISEN. — Systema chirurgiæ hodiernæ. Hafniæ, 1777.
PERCIVAL POTT. — Œuvres chirurgicales. Tome III. Traduction. Paris, 1792.
B. BELL. — Chirurgie. Tome V. Traduit par Bosquillon. Paris, 1796.
ABERNETHY. — On lumbar abscess. Surgery and Physic Essays, 1796-97,
        and Surgery Works, 1811.
LEDRAN. — Observations de chirurgie. Paris, 1731.
M. A. PETIT. — Œuvres chirurgicales. Paris, 1797. Mémoire sur une nouvelle
        manière de vider les dépôts par la ponction et les ventouses.
PELLETAN. — Clinique chirurgicale. Paris, 1810.
BRODIE. — Traité des maladies des articulations. Traduction. Paris, 1819,
        p. 197.
—— Journal médical de Corvisart. 1819. Tome XVII, p. 269.
RICHERAND. — Nosographie et thérapeutique chirurgicale. Paris, 1821, Tome
        IV, p. 121.
PAILLARD. — Mode de traitement employé à l'Hôtel-Dieu par Dupuytren,
        pour les abcès par congestion, in Bulletin de thérapeutique, 1834,
        tome IV.
DUPUYTREN. — Dictionnaire de médecine et de chirurgie en trente vol. Art.
        Abcès. Paris, 1829.
SANSON. — De la carie et de la nécrose. Thèse de concours. Paris, 1833.
NICHET (de Lyon). — Étude sur la nature et le traitement du mal vertebral.
        1834-1840.
NÉLATON. — Thèse de Paris, 1836.
BÉRARD ET DENONVILLIERS — Compendium de chirurgie pratique, 1846,
        Tome II, page 749.
SEUTIN. — Gazette médicale de Paris, 1841. Page 582.
BÉGIN. — Éléments de chirurgie. Paris, 1838.
VELPEAU. — Leçons orales de clinique chirurgicale. Paris, 1840-1841.
JULES GUÉRIN. — Traitement des abcès. Paris, 1841.
JOHN HUNTER. — Œuvres chirurgicales. Traduction Richelot. Paris, 1844.

Boyer. — Maladies chirurgicales. Tome 1er, page 543, édition de 1844. Paris.

Bonnet (de Lyon). Traité des maladies des articulations, 1845.

Nélaton. — Éléments de pathologie externe. Paris, 1847.

Lisfranc. — Médecine opératoire. Paris, 1848.

Pétrequin (de Lyon). — In Journal de médecine et de chirurgie, 1850. Art. 1012.

N. Guadt. — Chirurgie pratique. Paris, 1851.

Bonnet (de Lyon). Traité de thérapeutique des maladies articulaires, Paris, 1853.

Abeille. — Des injections iodées dans le traitement des abcès symptomatiques des lésions osseuses. Paris, 1853.

Chopin. — De la valeur des injections iodées. Thèse de Paris, 1854.

Gerdy. — Recherches sur la carie, in Gazette hebdomadaire, 1854, Tome 1er, n° 27.

Boinet. — Iodothérapie. Paris, 1856.

A. Pais. — Essai sur le traitement des abcès par congestion, Thèse. Paris, 1857.

Bouvier. — Leçons sur les maladies de l'appareil locomoteur. Paris, 1857. — Leçons de clinique chirurgicale.

Broca. — Bulletins et mémoires de la Société de chirurgie, 1858.

Robert. — Conférences de clinique chirurgicale. Paris, 1860.

Maisonneuve. — Clinique chirurgicale, Paris, 1863.

Chassaignac. — Traité de la suppuration et du drainage. Paris, 1859.

Dolbeau. — Clinique chirurgicale. Paris, 1869.

Hautier. — Drainage dans le traitement des abcès par congestion. Thèse. Paris, 1869.

Bilroth. — Pathologie chirurgicale. Trad. Paris, 1869.

Guyon. — In Journal de médecine et de chirurgie pratique, 1869, art. 7745.

Dieulafoy. — De l'aspiration pneumatique sous-cutanée, Paris, 1870.

Valette. — Clinique chirurgicale. Lyon, 1875.

Follin et Duplay. — Pathologie externe, 1875, Vol. 1er.

Thamayn. — Application du pansement de Lister. Leipzig, 1875-1876.

Journal The Lancet, 1876 et années suivantes.

James Paget. — Clinique chirurgicale, 1877.

Armand Despres. — Chirurgie journalière. Paris, 1877.

W. Gallender. — In Journal de thérapeutique, 1876.

Bulletins et Mémoires de la Société de chirurgie, 1876 et années suivantes. Discussion sur le pansement de Lister.

Puel. — Du mal vertébral. Thèse d'agrégation. Paris, 1878.

Latoisu. — Art. Abcès par congestion, in Dictionnaire de médecine et chirurgie pratiques (Jaccoud).

Denonvilliers. — Art. Abcès par congestion, in Dictionnaire encyclopédique des sciences médicales.

Ollier. — Art. Carie, in Dictionnaire encyclopédique.

Gillette. — Chirurgie journalière des hôpitaux de Paris, 1879.

Foulassus. — Étude sur les divers traitements des abcès ossifluents externes. Thèse. Paris, 1876.

PANAS. — In Gazette hebdomadaire de médecine et de chirurgie, 1878,
    Vol. I".

VALADIER. — Traitement des abcès froids symptomatiques par la méthode
    antiseptique de Lister. Thèse, Paris, 1879.

ALEXANDER SHAW. — A system of Surgery by various Authors. Edited by
    Holmes, 1870.

ERICHSEN. — Science and art of Surgery. London, 1877.

GUICHOU. — Du traitement du mal de Pott. Thèse, Montpellier, 1877.

L. A. SAYRE. — Boston medical and Surgical Journal, 1878, Tome I.

O. WILL. — In Lancet, 1878, Tome I, p. 199.

A. PONCET. — Quinze jours à Londres au point de vue de la chirurgie anti-
    septique. Lyon, 1879.

G. DU PRÉ. — La chirurgie et le pansement antiseptique en Allemagne et en
    Angleterre. Paris, 1879.

LÉTIÉVANT. — Note sur le pansement antiseptique listérien à l'Hôtel-Dieu de
    Lyon, 1880.

LUCAS-CHAMPIONNIÈRE. — Chirurgie antiseptique. Paris, 1881.

QUESTIONS

SUR LES DIVERSES BRANCHES DES SCIENCES MÉDICALES

Anatomie générale et histologie. — Des épithéliums et de leurs variétés.

Physiologie. — Lymphe. Circulation lymphatique.

Physique. — Théorie des sensations auditives et des phénomènes acoustiques qui prennent naissance dans l'organisme humain.

Chimie. — Composés oxygénés et sulfurés. De l'antimoine.

Zoologie et Anatomie comparée. — Du tænia mediocanellata. Ses transformations et ses migrations.

Matière médicale et Botanique. — Décrire les diverses sortes de gommes. — Ovaire. Sa nature, ses parties, sa position par rapport aux autres organes de la fleur.

Pathologie externe. — Des abcès par congestion.

Pathologie interne. — Thrombose et embolie.

Thérapeutique. — Éther sulfurique.

Hygiène. — Du mal des montagnes et du mal des aéronautes.

Accouchements. — Antéversion et antéflexion de l'utérus pendant le travail.

Pathologie générale. — De la contagion et de l'infection.

Ophtalmologie. — Des lésions anatomiques de la scléro-choroïdite postérieure.

Médecine opératoire. — Des indications et des contre indications des amputations en général.

Anatomie. — De l'oreille moyenne.

Maladies cutanées et syphilitiques. — De la stomatite mercurielle.

Anatomie pathologique. — Des lésions dites tuberculeuses.

Médecine légale. — Distinguer les blessures faites pendant la vie de celles qui ont été produites après la mort.

Médecine expérimentale et comparée. — Comparaison de la septicémie chirurgicale et des maladies analogues produites expérimentalement chez les animaux.

Clinique médicale. — Des terminaisons des pneumonies. — Valeur clinique des bruits de souffle extra-cardiaques.

Clinique chirurgicale. — De l'ablation sous-périostée du calcanéum ; indications et résultats au point de vue du fonctionnement du pied. — Des plaies pénétrantes de poitrine.

Vu bon à imprimer :
Pour le Doyen absent,

L'ASSESSEUR,
A. CHAUVEAU.

Vu bon à imprimer :
LE PRÉSIDENT DE LA THÈSE,
J. RENAUT.

Vu et permis d'imprimer :
LE RECTEUR,
ÉM. CHARLES

LYON. — IMPRIMERIE PITRAT AÎNÉ, RUE GENTIL.

9 782329 215778

PETIT TRAITÉ

d'Économie Politique et Sociale

à l'usage des Employés
de Chemins de fer et de tous les groupes
corporatifs

PAR MM.

Henri HEYM | **Lin MILLIÉ**

PARIS

Édité par l'EMPLOYÉ de CHEMIN de FER

TYPOGRAPHIE J. COULON

15, RUE LÉCLUSE, 15

1898

PETIT TRAITÉ

d'Economie Politique et Sociale

à l'usage des Employés
de Chemins de fer et de tous les groupes
corporatifs

Par MM.

Henri HEYM | **Lin MILLIÉ**

PARIS

TYPOGRAPHIE J. COULON

15, RUE LÉCLUSE, 15

1898

Introduction

Nous avons cru devoir réunir, dans cette brochure, les notions élémentaires d'Economie politique et sociale, dont la connaissance est indispensable à tout citoyen.

Ce petit traité est spécialement destiné aux Agents de nos réseaux ferrés. Il est publié sur la demande d'un grand nombre d'abonnés ou lecteurs du journal "l'Employé de Chemin de Fer".

Nous dédions ce modeste ouvrage aux trois cent mille agents des Compagnies françaises.

LES AUTEURS

PRODUCTION, RÉPARTITION, CIRCULATION
et
CONSOMMATION des RICHESSES

La **Production** est un acte nécessaire à l'existence : elle permet à l'homme de subsister. Il convient que cette production soit supérieure aux besoins de la consommation pour amener la richesse.

J. B. SAY indique trois agents producteurs : le travail, le capital et la terre.

Produire, c'est augmenter la richesse d'usage et la richesse évaluée *(numéraire)*.

La production est matérielle ou immatérielle, suivant que la trace en est plus ou moins visible ; mais cette distinction s'efface.

La **Répartition** des richesses doit se faire d'après les lois naturelles du travail, dans un pays laborieux où règnent les principes de justice.

C'est par l'échange que s'opère la circulation des richesses, véritable lien entre la production et la consommation. La monnaie est le premier facteur de l'échange.

La **Consommation** des richesses peut être reproductive ou improductive *(elle en crée d'autres ou elle est absorbée pour l'utilité personnelle)*.

TRAVAIL. CAPITAL. SALAIRE

Rapports entre le Capital et le Travail

Rénumération du Travail -- Participation aux Bénéfices

Le **Travail** est l'action de la puissance physique ou intellectuelle. Le travail intellectuel n'est pas, comme on serait porté à le croire, moins fatigant que l'acte physique; en outre, sa manifestation est nécessaire au bon fonctionnement de la Société et de toute organisation.

Il est indispensable que l'homme travaille pour assurer son existence et pourvoir à des besoins multiples.

Le travail est très moral, et de nombreux exemples montrent les déplorables effets de l'oisiveté.

Quant aux bénéfices procurés par le travail ils doivent se répartir en proportion des services rendus.

On est convaincu de la nécessité d'une alliance étroite entre le travail et le capital, ces deux grands facteurs de la production, ils ne peuvent se passer l'un de l'autre.

Chaque corps a une tête et des bras, et toute organisation doit aussi avoir une direction. On ne saurait mieux comparer l'union indissoluble du capital et du travail, disait un grand économiste, qu'à la figure présentée par une paire de ciseaux.

Le capital n'est pas le tyran du travail, et il est regrettable que certains politiciens cherchent à répandre ces théories malsaines dans la masse des travailleurs, où leur introduction peut être aussi funeste que le débit des alcools frelatés.

Le **Capital** implique une idée de possession. On ne saurait dire toutefois qu'il représente l'ensemble des moyens de production. C'est généralement un fonds disponible, une accumulation qui permet de faire travailler, de produire.

Nous ne conseillerons pas aux employés, aux ouvriers, de s'absorber dans la lecture du "*Capital*" de KARL MARX ou autres ouvrages dont l'esprit politique a éliminé toute idée de justice et de raison.

L'exploitation de l'homme par ses semblables a existé dans tous les temps; et ces prétendus libertaires ou anarchistes ne s'exploitent-ils pas entre camarades?

On donne le nom de **Salaire** à la rénumération du **travail**. La règle fondamentale du salaire établit que cette rénumération tend à se rapprocher de la valeur commerciale du résultat obtenu par le travail. C'est la dette “ *acquittée* ” par le capital envers le travail.

Le salaire est soumis à des lois naturelles qui ne sauraient être modifiées par le socialisme ou le collectivisme.

Les grèves, en provoquant l'émigration de l'industrie et l'amoindrissement du capital, de la production, font baisser les salaires et réduisent l'ouvrier à la misère.

On cherche partout à améliorer, à augmenter la rénumération du travail, et les grandes Compagnies ne sont pas sans s'occuper de cette importante question. Ne font-elles pas de grands efforts pour amener des rapports plus étroits entre le travail et le capital?

Il nous a paru intéressant de reproduire un passage du remarquable discours prononcé par Mr **BLANCHELAND** à la 5e fête annuelle des employés du réseau d'Orléans (1898).

« . . . .

« Je viens de dire que cette fête est une fête de famille; et, Messieurs, ne l'est-elle pas en réalité? De même que, dans la famille, nous trouvons, d'un côté, l'autorité représentée par les parents, de l'autre le respect et l'obéissance représentés par les enfants, ainsi dans toute société, quelle qu'elle soit, nous retrouvons les deux mêmes éléments: des chefs, c'est-à-dire l'autorité; des subordonnés, c'est-à-dire le respect et l'obéissance; partout il faut des supérieurs et des inférieurs, des maîtres et des serviteurs. Et tels que dans la famille les enfants sont unis aux parents par les liens de l'amour, telle ainsi l'amitié doit unir, dans toute société, patrons et employés, chefs et subordonnés. Voilà, du moins, la famille, la société comme elles doivent être.

« Je sais bien que souvent, aujourd'hui, il n'en est pas ainsi et que, du côté des inférieurs, il s'élève des plaintes et des murmures. Je n'ai pas à discuter les raisons qu'ils invoquent; elles peuvent avoir quelquefois leur valeur; ce qu'on peut dire, c'est qu'ils sont en contradiction avec ce qui a toujours existé.

« Votre présence ici, mes chers camarades, témoigne bien de l'esprit de **discipline** et de **solidarité** qui nous anime. Nos chefs ont compris qu'il ne suffit pas au patron de payer à l'ouvrier son **salaire**, ils savent que le serviteur a maintes fois besoin de l'appui de son maître; ils se disent que ces employés, que ces ouvriers ne doivent pas être des parias, que ce sont des hommes comme les autres, ayant à élever une famille, nombreuse souvent, et qu'ils ont besoin, pour vaincre les difficultés de la vie, avec lesquelles ils sont aux prises bien des fois, de paroles d'encouragement et de témoignages d'affection de la part de leurs supérieurs. C'est pourquoi, chaque année, nous voyons les chefs les plus éminents de notre Compagnie venir s'asseoir à notre table en nous tendant une main amie. Et que l'on ne vienne plus nous dire que nos fêtes demeurent infécondes : n'oublions pas, en effet, que c'est sur un vœu exprimé l'année dernière à cette table que les quatre permis de circulation annuels ont été accordés à nos familles.

« Je crois être l'interprète de l'assemblée entière en priant M. le Chef de l'Exploitation de vouloir bien transmettre à M. le Directeur l'expression de la vive reconnaissance avec laquelle cette mesure gracieuse a été accueillie par le personnel.

« Nous vous remercions, Monsieur le Chef de l'exploitation, qui avez bien voulu venir jusqu'à nous relever l'éclat de notre fête par votre présence et nous engager à continuer notre œuvre de concorde et de confraternité.

« Nous vous remercions aussi Mesdames, pour l'empressement et l'amabilité avec lesquels vous avez répondu à notre invitation.

« Nous ne devons pas vous oublier non plus dans notre reconnaissance, Messieurs les membres de la presse, qui, chaque année, venez aider les chefs et les agents de la Compagnie d'Orléans dans le programme de paix et d'union qu'ils se sont tracé.

« Merci, chers camarades, d'être venus en

si grand nombre montrer que, vous aussi, vous comprenez que les serviteurs dévoués font les bons maîtres; que les employés et ouvriers laborieux font les bons chefs et que le vrai chemin de **l'honneur** est celui du **travail.** »

À cette même réunion amicale, Mr CARRIER a fort judicieusement déclaré que, sans travail, il ne peut y avoir de capital, et que sans capital, il ne peut y avoir de travail. De la bonne harmonie entre ces deux éléments, a-t-il ajouté, dépendra la solution de la question sociale.

On préconise beaucoup le système de la **participation** aux **bénéfices,** et un grand nombre d'administrations sont déjà entrées dans cette voie. Les économistes prétendent qu'elle flatte l'amour-propre de l'employé, de l'ouvrier et que tout le monde s'intéresse alors à la bonne marche des affaires. On ne saurait nier, en effet, sa portée morale. Peut-on généraliser cette mesure ? Il serait difficile de répondre affirmativement. Une étude sérieuse s'impose, mais c'est une question où l'intervention de l'État ne saurait être réclamée.

Certaines Compagnies ou Administrations préfèrent accorder des Gratifications, dont elles trouvent la répartition plus juste, plus rationnelle.

Il s'est fondé à Paris une société pour l'étude pratique de la participation du personnel dans les bénéfices, et elle a été reconnue d'utilité publique.

PRODUIT, REVENU

Le **Revenu** découle du produit brut et du produit net, que l'on obtient au moyen du travail et des capitaux.

Le salaire est un revenu pour l'ouvrier, et les bénéfices constituent le revenu du Capital.

Quant au revenu National, il se compose généralement des recettes budgétaires. Certains économistes appellent également revenu d'Etat ou National la totalité des revenus particuliers.

Echange, Valeur, Monnaie

L'**Echange** est le " *troc* " fait par une personne ou une maison de commerce d'une richesse possédée contre une autre qu'il y a intérêt à s'approprier.

La **Valeur** est une qualité inhérente aux richesses ; c'est aussi la proportion, le rapport des richesses entre elles. On peut dire que la valeur représente le taux, le prix. Il y a la valeur d'usage et la valeur d'échange.

La **Monnaie**, que l'on considère comme le premier facteur et le meilleur instrument des échanges, sert à établir la valeur des richesses.

Dans les temps primitifs et encore dans certaines colonies ou contrées sauvages, l'échange se fait par le troc des métaux, produits de la terre ou objets fabriqués, auxquels on attribue une valeur relative conventionnelle.

CRÉDIT

Le **Crédit** est le délai, l'ajournement accordé pour liquider une dette. Cette institution du crédit rend les plus grands services au commerce et à l'industrie.

Qui ne connaît le fonctionnement de ces grands établissements que l'on nomme Crédit foncier, Crédit industriel et commercial, etc. ...

Il s'est fondé des sociétés "*coopératives*" de Crédit, des banques populaires et des Caisses agricoles. Nous faisons des vœux pour le développement de cette assistance mutuelle.

« J'ai foi en la coopération de crédit parce qu'en elle réside un des plus sûrs moyens de relèvement économique et d'amélioration sociale . . . . en apprenant aux travailleurs à s'unir, à s'entr'aider, elle contribue à l'apaisement des esprits. »

CHARLES RAYNERI
Vice-Président du Centre fédératif
du crédit populaire en France

Tout le monde a suivi les discussions auxquelles a donné lieu le projet relatif à la création du crédit agricole.

Plusieurs maisons vendent à crédit aux

employés et ouvriers les objets nécessaires à leur subsistance et à leur bien-être.

On appelle **Crédit public** les avances qui sont consenties à un Gouvernement, à un Etat. Ces opérations donnent lieu à des *"emprunts"*. L'Etat peut se libérer par *" l'amortissement "* ou la *" conversion "* et il diminue alors la *" dette publique."*

ÉPARGNE

L'Epargne est considérée comme le bénéfice de la richesse *"d'usage"* et, par extension, de la richesse *"évaluée"*.

Il faut développer le goût de l'épargne qui est un sentiment naturel chez l'homme laborieux. C'est dans ce but qu'ont été instituées les Caisses d'épargne que nous voyons fonctionner et progresser en France et à l'Etranger.

L'Etat et plusieurs Administrations cherchent à propager ces idées parmi les écoliers ou apprentis dont le travail et l'assiduité méritent quelque encouragement, et il est distribué un grand nombre de livrets de Caisse d'épargne à ces jeunes gens.

LUXE

L'excès de richesse " d'usage " s'appelle luxe.

Economistes et moralistes de tous les temps vous ne cessez de déplorer le luxe, dont le développement marche souvent plus vite que le progrès réel; mais aucune mesure ne parait pouvoir appuyer efficacement vos justes critiques. On a réclamé l'intervention de l'Etat, en cherchant à provoquer la création d'impôts qui frapperaient particulièrement la consommation ou les objets de luxe.

Les lois établies par les Grecs et les Romains ne sont pas de nature à encourager l'emploi de pareils moyens.

Nous croyons qu'un impôt "spécial" sur le luxe produirait un résultat aussi négatif que la majoration excessive des droits sur l'alcool.

A notre avis, l'action de l'Etat doit se borner à rechercher l'augmentation progressive des impôts qui s'appliquent aux objets de luxe et à dégrever les taxes qui frappent trop lourdement les produits de première nécessité.

L'ETAT
Son rôle et ses limites

L'Etat, c'est la collectivité des individus qui appartiennent à une même nation.

On confond souvent les mots Etat et Gouvernement, entre lesquels il existe une petite nuance. L'Etat est immuable, alors que le Gouvernement constitue plutôt l'exercice du pouvoir et de la représentation Nationale. Le nom de Constitution est donné à l'ensemble des lois, des régles qui, dans un pays, forment le Gouvernement.

Nous entendons fréquemment dire: *"L'Etat devrait s'occuper de cette question?"* Pourquoi réclamer cette intervention qui ne peut que nuire à l'initiative individuelle.

Le rôle de l'Etat, d'un Gouvernement sage, doit se borner à faire respecter le droit de tous les Citoyens, à assurer la sécurité intérieure et extérieure. Il peut aussi, par une bonne Administration, augmenter la prospérité du pays; et c'est en provoquant des lois utiles qu'il favorise le développement de la richesse économique. Mais l'Etat a ses limites et son action ne peut se substituer à celle des particuliers: On doit plutôt le considérer comme un encouragement et un adjuvant.

ASSOCIATIONS

SOCIÉTÉS COOPÉRATIVES de PRODUCTION de CONSOMMATION et de CRÉDIT

Institutions de Prévoyance et d'Assistance Mutuelle

Caisses de Retraites et d'Assurance

ACCIDENTS du TRAVAIL

SYNDICATS

L'union de plusieurs individus dans un but commun est une Association. Ce groupement constitue une force considérable.

Les collectivités qui ont un but moral, intellectuel, sont des associations "*immatérielles*". Dans cette catégorie, se trouvent les congrégations religieuses, les sociétés de bienfaisance.

Parmi les associations "*matérielles*" c'est-à-dire celles qui recherchent la production, le bénéfice ou un avantage quelconque, se placent les Coopératives.

L'avenir des masses laborieuses est dans l'association, la Coopération.

On doit chercher à rapprocher les hommes les uns des autres, à les grouper : c'est le meilleur moyen de pratiquer la fraternité.

Il convient de citer une institution très sérieuse et qui compte un grand nombre d'adhérents ; nous avons nommé l'Association fraternelle des Employés de Chemins de fer.

« Quand on est d'accord et qu'on fraternise on peut tout oser pour le genre humain ».

Edouard MONOD

Evitons la politique qui sème presque toujours la défiance et la haine. Gardons-nous aussi de cette illusion qui pourrait nous porter à croire que la Coopération est susceptible de remplacer, de déplacer le Capital.

La Coopération a un champ très vaste à exploiter, notamment en ce qui concerne les Associations de Crédit, de Consommation, voire même de production. Mais il faut laisser de côté les services publics ou grandes entreprises qui demandent des capitaux élevés et une puissante organisation.

Les Sociétés coopératives de **production** rencontrent des difficultés pratiques qui nuisent à leur développement, aussi sont-elles moins nombreuses que les coopératives de **Consommation**.

Les Sociétés de production organisées par les syndicats agricoles obtiennent de meilleurs résultats que les coopératives ouvrières de même nature. Cette supériorité réside principalement dans le mode de production qui est essentiellement différent. Les associations agricoles se groupent uniquement pour créer des offices de vente chargés d'écouler les produits à un prix plus rénumérateur.

Les Sociétés coopératives de **Consommation** fournissent les denrées ou objets nécessaires aux associés, qui ont également droit à la répartition des bénéfices.

« Il y a beaucoup de manières de s'entr'aider et une des plus simples est de fonder une société coopérative de consommation » (*Almanach de la coopération française*).

On compte près de 1400 sociétés françaises de Consommation, et leur nombre tend chaque jour à s'accroître, en présence des bienfaits qu'elles procurent aux classes laborieuses.

« Les Coopératives devraient, à l'exemple de la "*Fédération des Sociétés de Consommation des employés du P.-L.-M.*", s'organiser en groupes régionaux, connaissant mieux leurs ressources propres, en même temps que les difficultés locales ».

H. DE LARNAGE
Vice-Président des Sociétés Coopératives
de Consommation.

Dans la "*Correspondance économique*" Mr ROSTAND montre les avantages moraux résultant des **associations coopératives de Crédit.**

C'est l'intérêt même, dit-il, qui, dans les institutions de crédit coopératif, force d'être honnête.

Elles enseignent la modération au gain, presque le désintéressement.

Elles enseignent la volonté, la prévoyance, la persévérance, qui seules peuvent procurer, par la confiance **méritée, le crédit.**

Elles enseignent encore la générosité, l'aide réciproque, la fraternité.

Mʳ ROSTAND termine en disant que ces enseignements moraux ne se retrouvent pas dans le socialisme, et l'évènement de chaque jour confirme cette assertion.

Des congrès coopératifs ont été tenus à Grenoble, Lyon et Paris.

Il s'est fondé des coopératives pour la construction de maisons ouvrières et il existe une Société française d'habitations à bon marché, reconnue d'utilité publique.

L'Etat et les Administrations publiques suivent avec intérêt le développement des **institutions de prévoyance et d'assistance mutuelle.**

Les Compagnies de chemins de fer, chaque fois qu'elles ont vu se former un groupement utile, n'ont pas hésité à encourager ces associations.

Le rapport des Assemblées de la Compagnie P. L. M. en 1898, résume la situation des institutions patronales; elle fait le plus grand honneur à la Compagnie; les écoles et les ouvroirs sont de plus en plus fréquentés; les maisons construites sont constamment occupées, les 14 orphelinats comptent 158 enfants. Le total général des dépenses faites en vue de l'assistance du personnel se sont élevées, en 1897, à 13 millions 030.700f. somme qui représente 29. 0/0 du dividende attribué aux actionnaires.

Les dépenses de la Compagnie de l'Est en faveur de son personnel se sont élevées, en 1897, à 8.939 173 frs. Les mêmes frais, pour le réseau d'Orléans, montent à ~~7.300.000 fr~~ (1) ces chiffres sont plus éloquents que tous les discours.

On voit que les différentes Compagnies cherchent à améliorer la situation de leurs agents — et il y a certainement quelque chose à faire. —

Mr MÉLINE, Président du Conseil des ministres, déclarait récemment à la tribune du Parlement que " *la mutualité, c'est la solution pacifique du problème social* ".

Nous croyons fermement, pour notre part, que la coopération et la mutualité sont appelées à résoudre cette question sociale, dont tout le monde parle aujourd'hui.

Le collectivisme — le communisme — ne donnera pas la solution du problème, parce qu'il

(1) Lire : 8.893.000 francs.

ne peut établir l'égalité parfaite entre les hommes ! Tous les individus ne sont pas également intelligents et laborieux !

Une loi réorganisant les **Sociétés de secours mutuels** vient d'être promulguée. Elle maintient, en les élargissant, les trois catégories créées par le décret de 1852 : Sociétés libres, Sociétés approuvées et Sociétés reconnues d'utilité publique.

Les Sociétés de secours mutuels, sont des associations qui se proposent d'atteindre un ou plusieurs des buts suivants : assurer à leurs membres participants et à leurs familles des secours en cas de maladie, blessures ou infirmités ; contracter à leur profit des assurances individuelles ou collectives, en cas de vie, de décès ou d'accidents ; pourvoir aux frais des funérailles et allouer des secours aux ascendants aux veufs, veuves ou orphelins des membres participants décédés.

Le dernier rapport officiel sur la mutualité en France, donne les renseignements les plus satisfaisants : les Sociétés de secours mutuels sont actuellement, dans notre pays, de 10. 588 comprenant 1. 599. 438 membres honoraires ou participants, soit, sur le précédent recensement annuel, une augmentation de 260 sociétés et de 16. 000 membres. Les recettes totales ont atteint environ 33 millions, les dépenses totales 30 millions, dont la moitié à peu près doit être imputée aux secours de maladie. Enfin, pour terminer cette statistique, l'avoir total des Sociétés mutuelles s'élève actuellement à 227 millions.

La loi sur les Sociétés de secours mutuels a été suivie de la création d'une **Caisse de prévoyance entre les marins français.** Cette caisse rendra de grands services à nos populations maritimes, en assurant un meilleur sort aux veuves et aux orphelins. La proposition de cette loi fait le plus grand honneur à M. LE MINISTRE DE LA MARINE et à M. LE MYRE DE VILLERS, qui en fut le rapporteur.

L'Association de prévoyance des employés civils de l'Etat est connue de tous ceux qui s'intéressent à cette corporation nombreuse et honnête. Plusieurs de ses membres ont eu l'heureuse idée de compléter cette œuvre utilitaire en y joignant, sous le nom de **solidarité administrative,** une coopérative dont le but est de faire profiter les employés des avantages offerts par l'assurance sur la vie. Le but de cette Société est surtout de procurer des ressources aux familles privées de leur chef.

Cet exemple ne pourrait-il pas être suivi par les agents de chemins de fer ? Ils obtiendraient, en formant une sorte de solidarité corporative, qui grouperait le personnel de tous les réseaux, de sérieux avantages. Cette assurance sur la vie viendrait en aide aux veuves et aux orphelins.

Les assurances ouvrières contre les maladies, les accidents et le chômage involontaire ont permis à beaucoup de travailleurs de supporter des revers.

A l'étranger, et notamment en Allemagne, ces caisses d'assurances sont très répandues et elles sont complétées par des sociétés de retraites qui versent une pension aux vieillards et aux infirmes. Puisque nous parlons de l'Allemagne, il convient de dire que, dans ce pays, l'assistance obligatoire est assurée par les communes et les provinces, L'intervention de l'Etat est quelquefois réclamée.

Nous croyons que la nouvelle législature s'occupera de cette importante question des retraites ouvrières et de l'assistance. On a même parlé d'un projet dû à l'initiative du Gouvernement et préparé par le Conseil d'Etat. Ce projet, qui maintiendrait à l'assistance son caractère essentiellement communal, assurerait une subvention départementale aux communes pauvres. L'Etat apporterait également son concours pécuniaire.

Les œuvres philanthropiques se multiplient et revêtent toutes les formes de l'assistance.

Nous lisions dernièrement, dans le " *Petit Parisien* " sous la signature de JEAN FROLLO, un article que nous regrettons de ne pouvoir reproduire en entier, mais dont un passage

mérite d'être placé sous les yeux de nos lecteurs :
" **L'assistance par la terre.** "

« Quand on voyage par chemin de fer, on remarque, auprès des gares ou des barrières, de petits jardins soigneusement entretenus, en bordure de la voie. La maison du garde-barrière y est attenante. C'est là du terrain mis par la Compagnie à la disposition de ses employés. Le terrain qui protège la ligne ferrée resterait improductif ; les travailleurs, à qui on donne le droit de le cultiver, lui font produire les légumes et les fruits nécessaires à l'alimentation. Ils trouvent donc ainsi le moyen de se créer des ressources nouvelles, d'augmenter leur salaire.

« Evidemment, c'est de cet exemple que se sont inspirés les créateurs de jardins d'ouvriers qui, en différents endroits, ont eu l'idée de confier des terrains aux travailleurs des villes. L'expérience a, d'ailleurs, parfaitement réussi. »

La Société Nationale d'Horticulture, sur l'initiative de l'un de ses secrétaires, Mr ERNEST BERGMAN, a décidé de mettre un certain nombre de médailles *(or, argent, vermeil et bronze)* à la disposition d'un jury spécial chargé de récompenser les chefs de gare dont les jardins seraient les mieux tenus, et les Compagnies de chemins de fer ont informé la dite Société qu'elles étaient favorables à cette idée. En conséquence, le Conseil d'Administration de la Société Nationale d'Horticulture vient de voter une somme de cinq cents francs pour être distribuée, cette année, en médailles, aux chefs de gare ayant créé et entretenu les jardins les plus remarquables.

Pour 1898, les deux réseaux visités seront l'Est et le Nord.

La Société va demander aux Compagnies intéressées un libre parcours pour que sa Commission *(trois membres)* puisse visiter les jardins qui lui sont signalés par ces Administrations.

Nous espérons que les Compagnies de chemins de fer encourageront cette bonne et généreuse initiative de la Société Nationale d'Horticulture.

L'œuvre **d'assistance par le travail** est une institution qui remonte déjà à plusieurs années et qui a rendu les plus grands services. Ces sociétés, répandues dans toutes les villes importantes, ont pu sauver un grand nombre de malheureux ouvriers qui seraient tombés dans le vagabondage. L'Assistance par le travail a été créée sur le modèle des " *Work houses* " de l'Angleterre.

Nous ne pouvons entrer dans le détail de l'assistance publique, religieuse ou privée, mais il est permis de dire que tout nécessiteux peut être secouru. Malheureusement, les mendiants, les professionnels, font beaucoup de tort aux " *vrais pauvres* " qui sont souvent inconnus.

Les œuvres d'assistance morale se multiplient également. Une société de patronage, " l'Association des instituteurs pour l'éducation physique de la jeunesse ", se propose d'organiser et d'annexer à ses salles de gymnastique et d'escrime, un cabinet populaire de lecture analogue aux " **Free Public Libraries** " qui fonctionnent en Angleterre et qui ont donné les meilleurs résultats.

Puisque nous parlons de cette intéressante question des Bibliothèques populaires, nous ne croyons pas devoir passer sous silence la lettre qui nous a été adressée par un employé de chemin de fer.

« Je viens vous soumettre quelques idées au sujet de l'instruction professionnelle des agents de chemins de fer.

« **Les Compagnies s'efforcent, chaque jour, d'améliorer la situation matérielle de leurs employés;** mais la question intellectuelle est toujours négligée.

« Le recrutement des agents se fait parmi des jeunes gens presque tous pourvus d'une instruction élémentaire; quelques-uns cependant sortent des écoles secondaires ou possèdent un titre universitaire. Les employés, qui aspirent à s'élever dans la hiérarchie, doivent être aptes à traiter les questions les plus diverses, et l'instruction qu'ils ont reçue à l'école primaire ne leur suffit plus. Les règlements et ordres généraux, la comptabilité des différents services, les tarifs et conventions qui régissent les transports, la géographie et la législation des chemins de fer, telles sont les diverses questions qu'ils doivent approfondir pour rendre des services et par suite mériter de l'avancement. Le jeune employé de bonne volonté, ayant assez d'énergie et un fonds d'instruction suffisant, pourra acquérir par lui-même ces connaissances indispensables, s'il a à sa disposition tous les documents utiles. Mais où trouvera-t-il ces éléments?

« Dans chaque bureau, il y a généralement une collection complète des règlements et instructions de la Compagnie. Pour les étudier, il faudrait avoir beaucoup de temps disponible, et ce n'est pas le cas des agents de chemins de fer. D'autre part, il n'est pas possible, sans nuire au service, de laisser emporter cette collection par les employés.

« Afin de remédier à cet inconvénient, ne pourrait-on pas créer, dans certains centres, des bibliothèques destinées à fournir aux agents désireux de s'instruire tous les livres ou documents nécessaires? Cette organisation n'est pas impossible.

« Que devraient contenir les bibliothèques? Une ou plusieurs collections de tarifs, règlements, ordres généraux, ordres de service et instructions des différents réseaux, guides, manuels, etc. ... Les Compagnies n'hésiteraient pas à doter les bibliothèques de ces ouvrages.

« Chaque agent pourrait ainsi consulter, soit sur place, soit à domicile, les instructions propres à développer sa valeur professionnelle.

« Une légère cotisation permettrait l'acquisition de certains ouvrages traitant spécialement des questions de chemins de fer et l'abonnement à un ou plusieurs journaux professionnels.

« Quant à l'employé, qui a reçu une instruction insuffisante, quels que soient sa bonne volonté et son désir d'acquérir les connaissances indispensables, il ne peut, abandonné à lui-même, travailler efficacement. C'est alors que l'organisation de cours s'imposerait ! On rencontrerait certainement, parmi les habitués de la bibliothèque, des agents qui seraient tout disposés à mettre leur savoir à la disposition des camarades moins favorisés : ils trouveraient leur récompense dans la satisfaction du devoir accompli et des services rendus, et ils donneraient un bel exemple de confraternité.

« Des bibliothèques, des cours ou conférences analogues existent dans les régiments. Pourquoi ne pas suivre cet exemple au chemin de fer ? »

Cette idée est excellente et nous sommes persuadés que les Compagnies ne marchanderont pas leurs encouragements et un concours efficace à cette œuvre éminemment utile.

La Compagnie des chemins de fer du Nord a installé, plus particulièrement à l'intention de ses employés, une salle de lecture et de jeux

(*Boulevard Barbès*) où on ne consomme aucune boisson alcoolique.

Cette "*Salle de lecture et de conversation pour hommes et jeunes gens*" fonctionne depuis le mois de Mars 1896, au N° 56 du boulevard Barbès. On a cherché, en fondant ce lieu de réunion, à mettre à la disposition des ouvriers et petits employés, dans ces quartiers si populeux de la Chapelle et de Montmartre, un local aussi confortable que possible où les adhérents pourraient, 3 fois par semaine, passer leurs soirées et causer, lire, fumer et jouer en prenant, s'ils le désirent, les consommations mises à leur disposition, consommations d'où l'alcool, même sous ses formes les plus atténuées, est rigoureusement proscrit.

Moyennant une cotisation de 25 centimes par mois, tout adhérent a droit à profiter d'une bibliothèque de plus de 500 volumes de voyages et de romans, des journaux mis à sa disposition, de conférences faites une fois par mois, des concerts ou des distractions qu'on multiplie le plus possible.

A part cela, moyennant un prix uniforme de 0 f. 10 c. ils peuvent déguster à leur choix une tasse de café, de thé, de chocolat ou de lait. En une année, 152 séances, il a été consommé 1.055 tasses de café, 972 de chocolat, 276 de thé, 147 de lait et 175 verres de sirop.

(*Bulletin de la Société française de tempérance*).

La coopération et la mutualité apprennent aux travailleurs à se grouper, à s'aider les uns les autres et à profiter de leurs moments de loisir pour s'instruire.

———

Les risques professionnels, qui sont supportés quelquefois par tous ceux qui exercent le même métier, sont mis généralement à la charge de *"l'employeur"*. Beaucoup d'industriels ont pris le parti — comme certaines coopérations ouvrières d'ailleurs — de s'abonner à certaines Sociétés ou **Caisses d'assurances**.

Une loi sur les **responsabilités des accidents** dont les ouvriers sont victimes, vient d'être votée par le Parlement. Elle modifie les règles du code civil et celles du contrat de louage. Cette loi se divise en cinq titres :

Le premier concerne les indemnités en cas d'accidents ; le second, la déclaration des accidents et les enquêtes ; le troisième, la compétence, les juridictions, la procédure, la révision ; le quatrième, les garanties ; le cinquième, les dispositions générales.

L'ARTICLE 1er porte que les accidents survenus par le fait du travail ou à l'occasion du travail aux ouvriers et employés dans l'industrie du bâtiment, les usines, manufactures, chantiers, les **entreprises de transport par terre et par eau**, de chargement et de déchargement, les magasins publics, mines, minières, carrières, et, en outre, dans toute exploitation ou partie d'exploitation dans laquelle sont fabriquées ou mises en œuvre des matières explosives ou dans laquelle il est fait usage d'une machine mue par une force autre que celle de l'homme et des animaux, donnent droit au profit de la victime ou de ses représentants à une **indemnité** à la charge du chef d'entreprise, **à la condition que l'interruption de travail ait duré plus de quatre jours.**

Les ouvriers et employés dont le salaire annuel dépasse 2,400 francs ne bénéficient des dispositions de la loi que jusqu'à concurrence de cette somme ; pour le surplus, ils n'ont droit qu'au quart des recettes en indemnités stipulées par elles, à moins de conventions contraires quant au chiffre de la quotité.

L'incapacité de travail absolue et permanente donne droit à une rente égale aux deux tiers du salaire annuel; l'incapacité partielle et permanente, à une rente égale à la moitié de la réduction que l'accident aura fait subir au salaire; l'incapacité temporaire à une indemnité journalière égale à la moitié du salaire touché au moment de l'accident, si l'incapacité de travail a duré plus de quatre jours, et à partir du cinquième jour.

Lorsque l'accident est suivi de **mort**, une **rente viagère** est payée à son conjoint, à ses enfants ou à défaut, aux ascendants et descendants à sa charge.

L'ensemble de ces rentes, dont le taux est fixé par la loi même pour les différents cas, ne peut dépasser 60 0/0 du salaire. Le chef d'entreprise supporte, en outre, les frais médicaux et pharmaceutiques et les frais funéraires.

Le paiement de l'indemnité due aux victimes est assuré par les soins de la **Caisse Nationale de retraites pour la vieillesse**, au moyen d'un fonds spécial de garanties dont la gestion est confiée à la dite Caisse et qui se trouve alimenté par quatre centimes additionnels ajoutés à la contribution des patentes des industriels et, pour les mines, une taxe de cinq centimes par hectare concédé.

Quant à la procédure spéciale, en cas de litige, elle a pour objet d'accélérer notablement le règlement des contestations.

Telles sont, rapidement analysées, les dispositions principales de la loi nouvelle.

Les Syndicats existaient avant la loi de 1884, qui les a reconnus et légalisés. Cette loi a été inspirée par sentiment de justice et par une conception hardie de l'organisation des forces sociales.

Les auteurs de la loi de 1884, ne se laissèrent pas décourager par les objections présentées. On prétendait que les syndicats ne seraient que des instruments de grèves et des armes révolutionnaires.

Certains pertubateurs de profession ont cherché à accaparer l'influence naissante des syndicats. Pour mettre un terme à cette fâcheuse ingérence, il suffit que les travailleurs s'inspirent de leurs véritables intérêts professionnels. Il est instructif de comparer la prospérité des syndicats qui restent purement corporatifs et le piteux échec des associations où s'est infiltrée la politique.

Mʳ WALDECK-ROUSSEAU vient de prononcer à Roubaix un discours très documenté sur cette importante question, et il a indiqué le but à poursuivre par les syndicats. Le progrès à accomplir, ce sera de renforcer les motifs qu'ils ont déjà pour se défier des vaines agitations et pour se cantonner dans la recherche des avantages pratiques. Le moyen que propose Mʳ WALDECK-ROUSSEAU, en accord avec nombre de très bons esprits, ce serait de donner aux syndicats le droit de posséder. Les circonstances lui paraissent des plus favorables. La propriété est une source de sagesse et de dignité; elle est éminemment moralisatrice.

Les syndicats agricoles, dont nous avons déjà eu l'occasion de dire quelques mots, rendent de sérieux services aux propriétaires et aux fermiers qui s'unissent pour acheter des animaux, engrais, plants, instruments. Ils ont également organisé des offices pour la vente des produits agricoles ou viticoles. Animées généralement d'idées libérales, ces associations ne s'occupent pas de politique et leurs progrès n'en sont que plus rapides.

Les Anglais ont leurs *" trade unions "* associations qui ont paru inspirer les créateurs de nos syndicats. Ces unions montrent un but pratique, des principes de modération et de sagesse qui ont permis aux ouvriers d'obtenir des résultats très appréciables.

Il y a un principe de la loi du 21 Mars 1884 qui a été souvent perdu de vue par les syndicats; nous voulons parler de l'article 3.

" Les Syndicats professionnels ont **exclusivement** *pour objet l'étude et la défense des intérêts économiques, industriels, commerciaux et agricoles "*.

Ces sages prescriptions de la loi n'ont-elles pas été perdues de vue par le syndicat des employés de chemins de fer ? Cette association, comme le faisait remarquer dernièrement Mr NOBLEMAIRE, n'est elle pas irrégulièrement constituée ?

Nous ne nous permettrons pas de répondre affirmativement, mais nous posons ces deux questions au personnel sage et laborieux des grands réseaux français, et nous serions heureux de connaître leur opinion ?

LOI DU 21 MARS 1884

relative à la création de Syndicats professionnels

ARTICLE PREMIER — Sont abrogés la loi des 14-27 Juin 1791 et l'article 416 du Code pénal.

Les article 291, 292, 293, 294 du Code pénal et la loi du 18 Avril 1834 ne sont pas applicables aux syndicats professionnels.

ART. 2 — Les syndicats ou associations professionnels, même de plus de vingt personnes exerçant la même profession, des métiers similaires ou des professions connexes concourant à l'établissement de produits déterminés, pourront se constituer librement sans l'autorisation du gouvernement.

ART. 3 — Les syndicats professionnels ont exclusivement pour objet l'étude et la défense des intérêts économiques, industriels, commerciaux et agricoles.

ART. 4 — Les fondateurs de tout syndicat professionnel devront déposer les statuts et les noms de ceux qui, à un titre quelconque, seront chargés de l'Administration ou de la direction.

Ce dépôt aura lieu à la mairie de la localité où le syndicat est établi, et, à Paris, à la préfecture de la Seine. Ce dépôt sera renouvelé à chaque changement de la direction ou des statuts. Communication des statuts devra être donnée par le maire ou par le préfet de la Seine au procureur de la République. Les membres de tout syndicat professionnel chargés de l'administration ou de la direction de ce syndicat, devront être Français et jouir de leurs droits civils,

Art. 5 — Les syndicats professionnels régulièrement constitués, d'après les prescriptions de la présente loi, pourront librement se concerter pour l'étude et la défense de leurs intérêts économiques, industriels, commerciaux et agricoles. Ces unions devront faire connaître, conformément au deuxième paragraphe de l'article 4, les noms des syndicats qui les composent. Elles ne pourront posséder aucun immeuble ni ester en justice.

Art. 6 — Les syndicats professionnels de patrons ou d'ouvriers auront le droit d'ester en justice. Ils pourront employer les sommes provenant des cotisations. Toutefois, ils ne pourront acquérir d'autres immeubles que ceux qui seront nécessaires à leurs réunions, à leurs bibliothèques et à des cours d'instruction professionnelle. Ils pourront, sans autorisation, mais en se conformant aux autres dispositions de la loi, constituer entre leurs membres des Caisses spéciales de secours mutuels et de retraites. Ils pourront librement créer et administrer des offices de renseignements pour les offres et les demandes de travail. Ils pourront être consultés sur les différends et toutes les questions se rattachant à leur spécialité. Dans les affaires contentieuses, les avis du syndicat seront tenus à la disposition des parties, qui pourront en prendre communication et copie.

Art. 7 — Tout membre d'un syndicat professionnel peut se retirer à tout instant de l'association, nonobstant toute clause contraire, mais sans préjudice du droit pour le syndicat de réclamer la cotisation de l'année courante. Toute personne qui se retire d'un syndicat conserve le droit d'être membre des sociétés de secours mutuels et de pensions de retraite pour la vieillesse à l'actif desquelles elle a contribué par des cotisations ou versement de fonds.

Art. 8 — Lorsque les biens auront été acquis contrairement aux dispositions de l'article 6, la nullité de l'acquisition ou de la libéralité pourra être demandée par le procureur de la République ou par les intéressés. Dans le cas d'acquisition à titre onéreux, les immeubles seront vendus, et le prix en sera déposé à la caisse de l'association. Dans le cas de libéralité, les biens feront retour aux disposants ou à leurs héritiers ou ayants cause.

Art. 9 — Les infractions aux dispositions des articles 2, 3, 4, 5 et 6 de la présente loi seront poursuivies contre les directeurs ou administrateurs des syndicats et punies d'une amende de 16 à 200 francs. Les tribunaux pourront en outre, à la diligence du procureur de la République, prononcer la dissolution du syndicat et la nullité des acquisitions d'immeubles faites en violation des dispositions de l'article 6. Au cas de fausse déclaration relative aux statuts et aux noms et qualités des administrateurs ou directeurs, l'amende pourra être portée à 500 f.

ART. 10 — La présente loi est applicable à l'Algérie. Elle est également applicable aux colonies de la Martinique, de la Guadeloupe et de la Réunion. Toutefois, les travailleurs étrangers et engagés sous le nom d'immigrants ne pourront faire partie des syndicats.

Circulaire de M. le Ministre de l'Intérieur
du 27 Août 1884
(EXTRAIT)

« La loi du 21 Mars 1884 n'exige de la part des associations syndicales qu'une seule condition pour leur établissement régulier, pour leur fondation légale, la publicité.

« Faire connaître leurs statuts, la liste de leurs sociétaires, justifier en un mot de leur qualité de *syndicats* professionnels, telle est, au point de vue des formes qu'elles doivent observer, la seule obligation qui incombe à ces associations.

« La pensée dominante du gouvernement et des Chambres, dans l'élaboration de cette loi, a été de développer parmi les travailleurs l'esprit d'association. Le législateur a fait plus encore :

pénétré de l'idée que l'association des individus, suivant leurs affinités professionnelles, est moins une arme de combat qu'un instrument de progrès matériel, moral et intellectuel, il a donné aux syndicats la personnalité civile pour leur permettre de porter au plus haut degré de puissance leur bienfaisante activité.

« La loi du 21 Mars 1884 ouvre la plus vaste carrière à l'activité des syndicats en permettant à ceux qui sont régulièrement constitués de se concerter pour l'étude et la défense de leurs intérêts économiques, industriels commerciaux et agricoles.

« Le gouvernement et les Chambres ne se sont pas laissé effrayer par le péril hypothétique d'une fédération anti-sociale de tous les travailleurs. Pleins de confiance dans la sagesse tant de fois attestée des travailleurs, les pouvoirs publics n'ont envisagé que les bienfaits certains d'une liberté nouvelle qui doit bientôt initier l'intelligence des plus humbles à la conception des plus grands problèmes économiques ou sociaux.

« L'article 1er de la loi du 21 Mars abroge la loi des 14-17 Juin 1791, qui défendait aux membres du même métier ou de la même profession de former entre eux des associations professionnelles, et l'article 416 du Code pénal ainsi conçu :

« Seront punis d'un emprisonnement de six jours à trois

mois et d'une amende de 16 à 300 francs ou de l'une de ces deux peines seulement tous ouvriers, patrons et entrepreneurs d'ouvrage qui, à l'aide d'amendes, de défenses, proscriptions, interdictions prononcées par suite d'un plan concerté, auront porté atteinte au libre exercice de l'industrie et du travail."

« De cette abrogation résultent les conséquences suivantes :

« 1° Le fait de se concerter, en vue de préparer une grève [1] n'est plus un délit ni pour les syndicats de patrons, d'ouvriers, d'entrepreneurs d'ouvrage, ni pour les ouvriers, patrons, entrepreneurs d'ouvrage non syndiqués ;

« 2° Cessent d'être considérées comme des atteintes au libre exercice de l'industrie et du travail les amendes, défenses, proscriptions, interdictions prononcées par suite d'un plan concerté.

« Mais demeure punissable, aux termes des articles 414 et 415 du Code pénal, quiconque, à l'aide de violences, voies de fait, menaces ou manœuvres frauduleuses, aura amené ou maintenu, tenté d'amener ou de maintenir une cessation concertée de travail dans le but de forcer la hausse ou la baisse des salaires ou de porter atteinte au libre exercice de l'industrie et du travail.

« Le paragraphe 2 de l'article 1er déclare non applicables aux syndicats professionnels les articles 291, 292, 293, 294 du Code pénal et la loi

---

[1] Voir ce Chapitre.

du 10 Avril 1834, qui considèrent comme illicite toute association de vingt personnes formée sans l'agrément préalable du gouvernement et frappent de peines exceptionnelles les auteurs de provocations à des crimes ou à des délits faits au sein de ces assemblées, ainsi que les chefs, directeurs et administrateurs de l'association.

« Cet article 1er consacre la liberté complète d'association, mais seulement au profit des associations professionnelles.

« Les articles 2 et 3 définissent les associations appelées à jouir du bénéfice de la présente loi. Ce sont les associations professionnelles dont les membres exercent la même profession ou des professions similaires concourant à l'établissement de travaux déterminés, et qui ont exclusivement pour but, aux termes de l'article 3, l'étude et la défense de leurs intérêts économiques, industriels, commerciaux ou agricoles.

« Les groupements réalisant ces conditions ont le droit, quel que soit le nombre de leurs membres, de se former sans autorisation du gouvernement.

« Du silence de la loi ou des discussions qui ont eu lieu dans les Chambres, il faut conclure :

« 1° Qu'un syndicat peut recruter ses membres dans toutes les parties de la France ;

« 2° Que les étrangers, les femmes, en un

mot tous ceux qui sont aptes, dans les termes de notre droit, à former des conventions régulières, peuvent faire partie d'un syndicat;

« 3° Que ces mots *"professions similaires concourant à l'établissement d'un produit déterminé"* doivent être entendus dans un sens large.

« Ainsi, sont admis à se syndiquer entre eux tous les ouvriers concourant à la fabrication d'une machine, à la construction d'un bâtiment, d'un navire, etc. . . . . ;

« 4° Que la loi est faite pour tous les individus exerçant un métier ou une profession, par exemple, les employés de commerce, les cultivateurs, fermiers ou ouvriers agricoles, etc. . . .;

« En accordant la liberté la plus large aux syndicats professionnels, la loi, pour toute garantie, leur demande une déclaration de naissance par l'article 4, qui prescrit le dépôt des statuts et des noms de ceux qui, à un titre quelconque, seront chargés de l'administration ou de la direction. La publicité est, en effet, le corollaire naturel et indispensable de la liberté d'association; c'est la seule garantie possible de l'observation de cette condition exigée par la loi: le caractère professionnel de l'association.

« Le même article porte que le dépôt doit être renouvelé à chaque changement de la direction ou des statuts.

« L'authenticité des statuts doit être établie

par des signatures.

« Il sera indispensable que, dans chaque mairie, il soit tenu un registre spécial où seront mentionnés à leur date le dépôt des statuts de chaque syndicat, le nom des administrateurs ou directeurs, la délivrance du récépissé.

« L'obligation, pour les syndicats en formation, d'opérer le dépôt n'existe qu'à partir du jour où les statuts ont été arrêtés, où, par conséquent, le syndicat est matériellement formé. Jusque là, les fondateurs ont toute liberté de se réunir pour en concerter les dispositions sans être exposés aux pénalités des articles 291 et suivants du Code pénal ou à celles de l'article 10 de la présente loi.

« Le dernier paragraphe de l'article 4 écarte des fonctions de directeur et administrateur des syndicats les étrangers, même ceux qui ont été admis à établir leur domicile en France, et les Français qui ne jouissent pas de leurs droits civils, c'est-à-dire auxquels une condamnation a enlevé l'exercice de quelques-uns de ces droits.

« L'article 5 reconnait la liberté des unions de syndicats professionnels régulièrement constitués, aux termes de la présente loi. Elles n'ont besoin, pour se former, d'aucune autorisation préalable. Il suffit qu'elles remplissent les formalités prescrites par les articles 4 et 5 combinés, c'est-à-dire qu'elles déposent à la mairie du lieu où leur siège est établi et, s'il est à Paris, à la Préfecture de la Seine, le nom des syndicats qui les composent. Si l'union est régie par les statuts, elle doit également les déposer. Il est également nécessaire que l'union fasse connaître le lieu où siègent les syndicats unis.

« Les autres formalités à remplir sont les mêmes pour les unions et pour les syndicats. La loi du 21 Mars n'accorde, à aucun degré, aux unions de syndicats la faveur de la personnalité civile. Il a été reconnu qu'elles pouvaient s'en passer. Elle a réservé ce privilège aux syndicats professionnels par l'article 6.

« A l'égard des immeubles, la loi permet aux syndicats d'acquérir seulement ceux qui sont nécessaires à leurs réunions, à leurs bibliothèques et à des cours d'instruction professionnelle. Ces immeubles ne doivent pas être détournés de leur destination.

« Les syndicats font un libre emploi des sommes provenant des cotisations : placements, secours individuels en cas de maladie, de chômage ; achat de livres, d'instruments, fondation de cours d'enseignement professionnel, etc. Ces divers actes ne sont soumis à aucune autorisation administrative. Le syndicat demeure libre de prélever sur son propre fonds des secours individuels et purement gracieux.

« Quant aux associations qui, sous le couvert de syndicats, ne seraient point en réalité des sociétés professionnelles, c'est la législation générale et non la loi du 21 Mars qui leur serait applicable. »

UN POINT DE DROIT — Mr Burnichon ouvrier tourneur sur cuivre à Lyon, ne faisant pas partie du syndicat Lyonnais des ouvriers tourneurs-robinetiers, s'est vu dans l'impossibilité de trouver du travail par suite de l'attitude prise à son égard par ce syndicat, qui menaçait d'une grève les patrons disposés à l'occuper.

Pour être indemnisé du préjudice qui lui a été ainsi causé, il a assigné en payement de dommages-intérêts le syndicat des tourneurs sur cuivre devant le tribunal civil de Lyon, lequel l'a autorisé à prouver par témoins les faits par lui articulés.

Le syndicat a interjeté appel de ce jugement interlocutoire ; toutefois, malgré cet appel, il a été procédé à l'enquête. C'est dans ces conditions que la cause a été plaidée devant la cour.

La cour a jugé l'enquête nulle pour vice de forme. Mais, évoquant et statuant sur le fond, elle a condamné le syndicat à payer à Burnichon 2000 francs de dommages-intérêts.

L'arrêt consacre les principes suivants :

« S'il est vrai qu'aux termes de l'art. 6 de la loi du 21 Mars 1884 les syndicats professionnels peuvent créer et administrer des offices de renseignements pour les offres et demandes de travail, c'est à la condition qu'ils emploient, pour le faire, les moyens honnêtes et licites, et qu'ils ne signifient pas aux patrons l'interdiction d'employer aucun ouvrier non syndiqué sous menace de grève.

« De semblables manœuvres engagent la responsabilité du syndicat envers ceux qui en sont les victimes ».

GRÈVES

Conciliation — Arbitrage — Conseils de Prud'hommes

La grève ou chômage volontaire est le moyen employé par l'ouvrier pour forcer le patron à accepter des revendications, qui ne sont pas toujours raisonnables. Le patron peut aussi fermer l'usine ou l'atelier; mais c'est un droit qui, dans un sentiment d'injustice, est souvent contesté.

On ne saurait trop mettre en garde l'ouvrier contre les violents qui poussent à la grève, contre ceux qui déclarent la guerre à l'infâme capital, comme ils disent. Le capital — nous avons déjà eu l'occasion d'en parler — est un puissant ressort de l'activité nationale: il n'est pas l'ennemi du travail, mais son auxiliaire indispensable.

Les grèves sont néfastes pour l'employeur et l'employé. Si le chômage " *volontaire* " est déclaré dans une usine, les commandes ne s'exécutent pas, elles vont ailleurs; c'est ainsi que l'industrie émigre et ne revient plus. Qu'en résulte-t-il? Amoindrissement du capital, diminution des salaires et parfois le chômage " *forcé* ".

Pendant une grève, le patron n'est pas tenu

de fermer ses ateliers, de refuser les ordres des clients. Il peut embaucher d'autres ouvriers; et, si son effectif est reconstitué, n'est-il pas en droit de fermer sa porte aux grévistes, quand ils sont disposés à reprendre le travail?

Une mauvaise entente vaut mieux qu'un bon procès, déclare-t-on. Ce sage précepte mérite d'être suivi dans tout différend.

Nous ne saurions trop recommander aux patrons d'écouter avec bienveillance, d'examiner avec justice les revendications de leur personnel. Aux travailleurs nous dirons: soumettez avec calme et déférence vos desiderata, les améliorations qui vous paraissent susceptibles d'être accordées.

Les grèves, à peu près inconnues autrefois en France, sont d'importation étrangère. En Amérique, pays où le chômage *"volontaire"* est appliqué fréquemment, les résultats obtenus par les ouvriers sont-ils de nature à encourager, à recommander l'emploi de ce moyen extrême?

Si on examine avec impartialité la statistique fournie par la Fédération ouvrière ou les syndicats des travailleurs américains, on reconnaît que les grèves ont occasionné des pertes de salaires énormes. De plus, un grand nombre d'ouvriers n'ont pas retrouvé leur emploi et ils sont allés grossir cette formidable armée des *"sans travail"*.

Le Boycottage est un article d'importation

contre lequel il n'existe pas malheureusement des droits de douane protecteurs. Cette mise à " *l'index* " est une manœuvre aussi injuste qu'illégale.

La perspective de la misère pour l'ouvrier et sa famille n'est pas faite pour tenter le travailleur honnête et laborieux qui trouvera dans l'épargne ou la coopération la satisfaction, le relèvement et le bien-être.

Nous avons tous présent à la mémoire l'échec de deux grèves récentes (*Mécaniciens anglais et ouvriers des chantiers de la Seyne*).

Pour atténuer les maux provoqués par les grèves, le Gouvernement et les pouvoirs publics ont préconisé la **conciliation**.

La loi du 27 Décembre 1892 sur la conciliation et l'arbitrage facultatifs en matière de différends collectifs entre patrons et ouvriers ou employés, a institué le juge de paix comme médiateur, et c'est à ce magistrat qu'appartient la direction des débats. En cas de grève, à défaut d'initiative de la part des intéressés, le juge de paix peut même inviter d'office les patrons, ouvriers ou employés, ou leurs représentants, à lui faire connaître l'objet du différend et l'acceptation ou le refus de recourir à la conciliation et à l'arbitrage.

D'autres mesures sont prises pour empêcher l'excitation à la grève et l'entrave à la liberté du travail.

Loi du 25 Mai 1864 modifiant les articles 414, 415 et 416 du Code pénal (*Violation des règlements relatifs aux manufactures, au commerce et aux arts*).

ARTICLE PREMIER — Les articles 414, 415 et 416 du Code pénal sont abrogés. Ils sont remplacés par les articles suivants :

ARTICLE 414.

« Sera puni d'un emprisonnement de six jours à trois ans et d'une amende de 16 à 3.000 francs, ou de l'une de ces deux peines seulement, quiconque, à l'aide de violences, voies de fait, menaces ou manœuvres frauduleuses, aura amené ou maintenu, tenté d'amener ou de maintenir une cessation concertée de travail, dans le but de forcer la hausse ou la baisse des salaires, ou de porter atteinte au libre exercice de l'industrie ou du travail.

ARTICLE 415.

« Lorsque les faits punis par l'article précédent auront été commis par suite d'un plan concerté, les coupables pourront être mis, par l'arrêt ou le jugement, sous la surveillance de la haute police (1) pendant deux ans au moins et cinq ans au plus.

----

(1) *La surveillance de la haute police a été supprimée par la loi du 27 Mai 1885, et elle a été remplacée par l'interdiction de séjour.*

ARTICLE 416.

« Seront punis d'un emprisonnement de six jours à trois mois et d'une amende de 16 à 300 francs, ou de l'une de ces deux peines seulement, tous ouvriers, patrons et entrepreneurs d'ouvrage qui, à l'aide d'amendes, défenses, prescriptions, interdictions prononcées, par suite d'un plan concerté, auront porté atteinte au libre exercice de l'industrie ou du travail (2) »

ART. 2 — Les articles 414, 415 et 416 ci-dessus sont applicables aux propriétaires et fermiers, ainsi qu'aux moissonneurs, domestiques et ouvriers de la Campagne. Les articles 19 et 20 du titre II de la loi des 28 Septembre et 6 Octobre 1791 (*police rurale*) sont abrogés.

Les Conseils de Prud'hommes sont composés de patrons et d'ouvriers, âgés de 30 ans, exerçant leur état depuis 5 ans, sachant lire et écrire et n'ayant jamais fait faillite. Ces *"juges"* prêtent serment entre les mains du Préfet.

Ces conseils peuvent juger en conciliation, et ils sont compétents pour les différends qui s'élèvent entre patrons et ouvriers, lorsqu'ils ne sont pas du ressort des tribunaux de commerce.

Cette juridiction est constituée pour juger promptement et sans frais, et ses décisions sont en dernier ressort, si l'affaire n'excède pas cent

---

(2) *Voir, au chapitre Syndicats, la loi du 21 Mars 1884, relative aux syndicats professionnels.*

francs. L'appel est porté devant le tribunal correctionnel.

⁓⁓⁓⁓⁓⁓⁓⁓⁓

Le **congrès** des agents de chemins de fer vient de terminer ses travaux. Une délégation s'est présentée auprès des directeurs des Compagnies, dont deux seulement ont consenti à recevoir les délégués, Mʳ BARABANT, à l'Est, et Mʳ NOBLEMAIRE, au P.-L.-M.

Le congrès a discuté en séance publique la question de la **grève générale**, et le principe de la grève générale a été adopté par 52 voix contre 13, 28 abstentions et 7 absences.

Si le congrès et le syndicat dit *"des travailleurs des chemins de fer"* se bornaient à organiser des *"meetings"*, nous n'aurions rien à dire ; mais, où nous trouvons que ces messieurs exagèrent et font de mauvaise besogne, c'est quand ils prêchent la guerre entre le Travail et le Capital et qu'ils excitent à la grève.

Est-ce l'échec lamentable des grèves en général qui peut recommander l'application d'un pareil moyen ? Ou le syndicat pense-t-il rencontrer dans le public, l'accueil fait aux grévistes de la Compagnie des Omnibus ? Cette dernière grève s'est produite dans des conditions particulières, et le personnel des chemins de fer, qui n'a pas les mêmes raisons que les employés des omnibus, ne serait pas approuvé.

L'examen de la situation et des intérêts matériels des agents de nos réseaux ferrés, sans parler de leur esprit de discipline, leur recommande d'ailleurs de recourir à des procédés justes et raisonnables. Leur position est susceptible d'amélioration — nous le reconnaissons — mais les Compagnies refusent-elles d'entendre les revendications légitimes et ne s'intéressent-elles pas aux œuvres fraternelles ou aux institutions de prévoyance créées en faveur du personnel ?

Les idées de discorde, comme le socialisme et le communisme, ne font pas de progrès dans notre pays laborieux et sage. Les élections actuelles — que l'on nous pardonne cette petite incursion — donnent, à cet égard, un enseignement des plus sérieux.

Braves employés et ouvriers, honnêtes travailleurs, vous comprenez que ce n'est pas dans la politique et l'agitation stérile que se trouvera la solution du problème social.

L'office du travail publie, chaque année, une statistique des conflits qui s'élèvent entre patrons et ouvriers. Le tableau des grèves pour 1897 est actuellement sous presse.

Il y a eu, l'an dernier, 356 grèves qui ont englobé près de 69.000 travailleurs. Les chiffres avaient atteint, en 1893, 634 et 170.000; en 1894, 391 et 54.500; en 1895, 405 et 46.000; en 1896, 476 et 50.000.

Le nombre des établissements atteints par les grèves a été de 2.568, dont 65 sociétés, avec un personnel égal au quart environ du total des ouvriers englobés dans les chômages de l'année

Les grèves ont diminué de plus de moitié dans les industries textiles; 82 en 1897 au lieu de 197 en 1896; par contre, elles se sont sensiblement accrues dans les industries du bâtiment, 78 contre 50.

Si l'on classe les chômages selon leurs motifs divers, l'on constate que 63 0/0 ont été provoqués par les questions de salaires. Le reste est dû, pour 21 0/0 environ, aux questions de personnes, puis aux demandes de diminution des heures travail, aux contestations de règlement, etc. etc. . . . .

L'office du travail s'est efforcé de noter les conséquences matérielles des grèves. Cette statistique présente un très réel intérêt.

165 grèves avaient pour but d'assurer une augmentation de salaires; elles intéressaient exactement 26.745 ouvriers; 27 ont réussi, 62 ont échoué; les autres se sont liquidées par des transactions. Les pertes totales ont été de 2.148.000 francs.

L'office du travail estime que les profits réalisés par les grèves ne sauraient se comparer au préjudice subi.

LE MUSÉE SOCIAL

L'Economie Sociale est une science toute récente que l'on pourrait appeler *" la science du bonheur "*. Elle s'est constituée, développée, grâce à l'intelligente méthode de LE PLAY, ou autres économistes distingués.

Nous voyons l'économie sociale faire sa première apparition officielle à l'Exposition universelle de 1867. Depuis cette époque, nous avons assisté à son développement, et l'Exposition *" sociale "* qui, en 1889, figura sur l'esplanade des Invalides, fait le plus grand honneur à LÉON SAY, le grand économiste dont les patriotes de tous les partis ont déploré la perte.

Le Comte de CHAMBRUN (1) a créé un *" Musée Social "* qui nous renseigne parfaitement sur les conditions sociales de l'homme et des diverses corporations chez tous les peuples civilisés.

Il y a, dans ce musée, une section fort importante, consacrée aux documents. Les revues qui se rapportent aux questions sociales y sont à la disposition des visiteurs. La bibliothèque

---

(1) *Par décret, la faculté de droit de l'Université de Paris est autorisée à accepter la donation faite à son profit par le comte de Chambrun d'une rente annuelle de cinq mille francs, pendant une période de 30 ans, pour la création d'un cours « d'économie sociale comparée », sous le nom de Fondation comtesse de Chambrun.*

comprend plus de dix mille volumes relatifs au travail, à l'épargne, à la propriété, etc. Sur les murs, on voit des tableaux graphiques représentant le développement de toutes sortes d'institutions.

Ce n'est pas tout: Si des groupes d'ouvriers de patrons, d'administrateurs désirent fonder une œuvre quelconque, ou apporter un perfectionnement à une institution déjà existante, le musée met à leur disposition ses documents, et si l'entreprise semble intéressante et utile, des hommes compétents donnent leurs conseils éclairés.

Le service de consultation correspond à plusieurs comités, parmi lesquels nous relevons: sections des associations ouvrières et coopératives, sections des assurances sociales, section des institutions patronales. La *"Revue encyclopédique"* nous apprend que la question des caisses de retraites et celle des sociétés coopératives de consommation ont donné lieu au plus grand nombre de demandes de Conseils.

Nombreuses aussi sont les consultations relativement à la fondation de sociétés de secours mutuels, de constructions d'habitations à bon marché, à la création de syndicats.

Les idées de mutualité, d'association et d'épargne sont admirablement mises en relief et d'une façon très pratique par le *"Musée social"*, qui a été reconnu d'utilité publique.

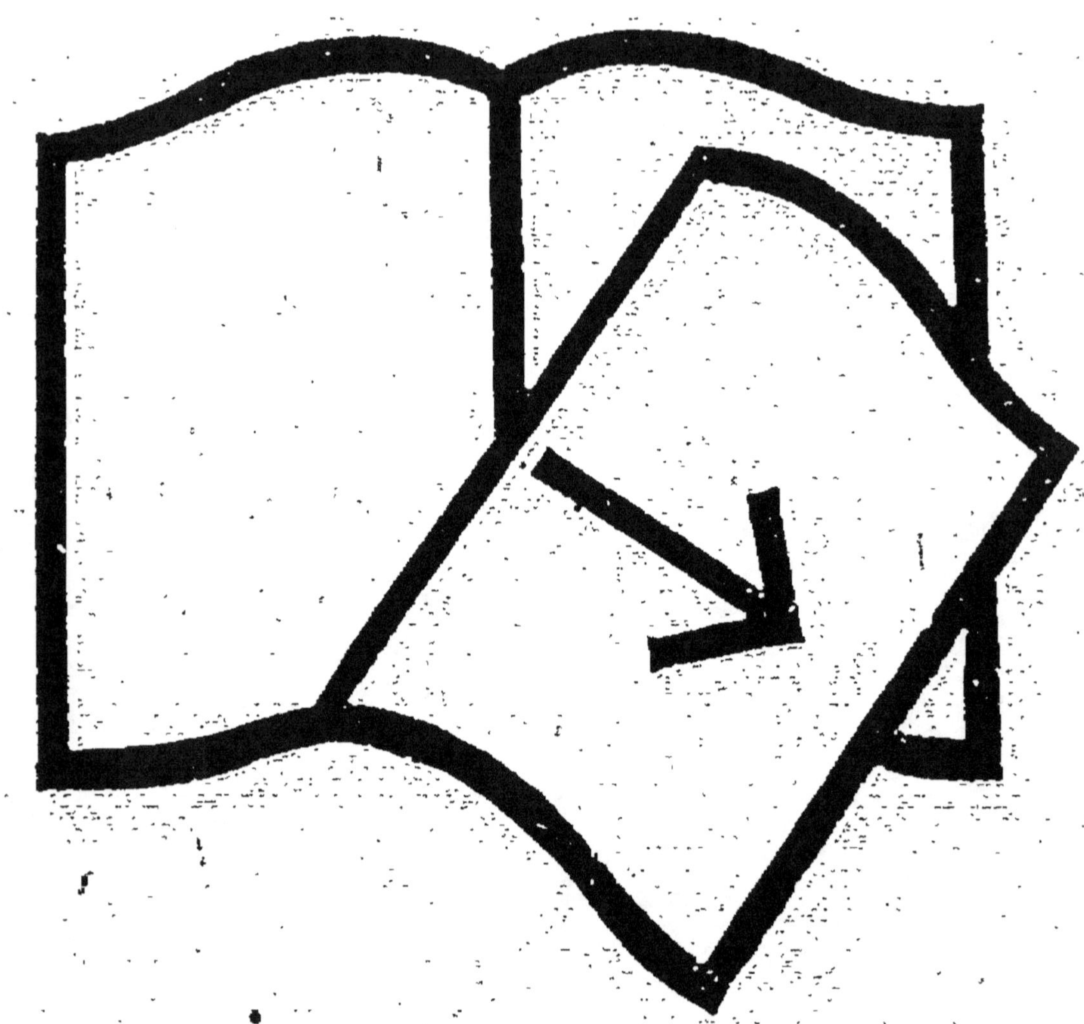

Documents manquants (pages, cahiers...)
NF Z 43-120-13